JN039027

改訂
臨床工学技士のための
機 械 工 学

博士（工学） 西村 生哉 著

コロナ社

改訂版にあたって

　本書初版は，幸いなことに多くの学生に好意的に受け入れられた。しかし自分自身，初版を使って学生に講義をしているうちに，この部分は説明が冗長だな，とか，ここは説明不足だな，などと思うことが多くなってきた。そこで全面的な改訂版の作成を行うこととした。

　大きな改訂部分は二つある。まず初版にはなかった「0 章 基礎知識」を追加した。ここでは単位の話や大きな（小さな）数の表し方，三角関数，微分など，機械工学（というより工学系科目全般）で必要となる基礎知識をまとめた。初版では必要に応じて各単元にバラバラに説明していた内容を，一か所にまとめたわけである。

　もう一つは 10 章の内容をまったく変更した。初版では「10 章 その他」で，あまり試験に出ない内容であったが，改訂版では「10 章 光・電磁波・放射線」とした。光・電磁波・放射線が機械工学かといわれれば微妙なところであるが，これらは試験に出るにもかかわらず対応する講義が曖昧だったからである。

　これらの変更を受けて各章の説明もブラッシュアップして，よりわかりやすくするように努めた。そして初版からの方針である「あくまで ME 2 種試験と国家試験の問題にフォーカスする」という点は堅持した。初版と改訂版の同じ単元を見比べて，なくなった部分はあまり試験に出ない内容，新しく追加された部分はここ数年で試験に登場した内容である。

　付録の ME 2 種・国家試験過去問解答集の解答・解説も見直しを行い，よりわかりやすい説明に改めた。本書発刊後の ME 2 種・国家試験問題に関しては従来どおりコロナ社の Web ページの本書の書籍紹介（https://www.coronasha.co.jp/np/isbn/9784339072778/）に掲載する予定である。

　本書で勉強して過去問をやりこめば，ME 2 種・国家試験に対応できる力は充分に養われるはずである。本書が ME 2 種・国家試験合格の一助になれば幸いである。

　2022 年 7 月

西村　生哉

初版のまえがき

　本書のタイトルは「臨床工学技士のための機械工学」であるが，内容的には「臨床工学技士（を目指す人）のための機械工学」である。多くの場合，臨床工学技士国家試験（以下，国家試験とする）を受験する人は，その前段階として第2種ME技術実力検定試験（以下，ME2種とする）も受験する。本書は，この二つの試験に徹底的に焦点を当て，試験に出る機械工学分野の問題を解くために特化した内容となっている。

　本書で扱った分野は「質点の運動」，「材料力学」，「熱力学」，「流体力学」などであるが，本来これらは，それ単体で1冊の本が書け，15〜30回の講義時間を要する内容である。それらを1冊にまとめて15回の講義で消化できるようにするとなると，当然，おのおのの分野の説明は中途半端なものにならざるを得ない。どこを削ってどこを残すか。その基準を“機械工学にとって重要な内容”や“臨床工学技士として身につけておくべき機械工学分野”ではなく，“ME2種と国家試験に出る機械工学分野”に求めた（これらは必ずしもイコールではない）。そのため，類書にありがちな「医療現場における機械工学の役割」（たいてい1章あたりに置かれている）といった啓蒙的な内容は一切省いた。

　このような姿勢は，学術分野の諸先生方からお叱りを受けるものであるかもしれない。しかし，臨床工学技士を目指して機械工学以外にも多くの分野を勉強しなければならない受験生諸君にとっては歓迎されるものであるはずだと考えるし，本書を書こうと思った動機も，機械工学（もっと広くいえば理系）を専門としない人が読んでもわかりやすく有意義な解説書を作りたいと考えたからである。

　このような本書の性格を象徴するものが，本書の半分を占める付録（ME2

種と国家試験の過去問題と解答・解説）である。過去 10 年以上の問題から機械工学分野の設問を抜粋し，詳しい解説を加えた。ME 2 種，国家試験の問題は（少なくとも機械工学分野においては）パターン化している。要するに，同じような問題が数年おきに繰り返し出題されるわけである（それは別に悪いことではない）。また，ME 2 種，国家試験は選択形式の出題であり，選択形式ならではの解答テクニックというものもある。しかし，通常の教科書は「教科書」であるがゆえにそういうことについて解説されているものはほとんどないように思う。どの分野でもそうだが，きれいにまとまった教科書的内容と泥臭い現場での常識は必ずしも一致しないことが多い。教科書と試験問題の間でも同じことがいえる。本書の付録はそのギャップを埋めるべく作成した。

　上で述べたように試験問題にはパターンがあり，したがって過去問題をやり込んでコツをつかめばある程度の得点を期待できる。臨床工学技士を目指す理系学生にとっては，本書の本文解説は甘すぎると思うかもしれないが，そういう学生にとっても，この過去問題の解答・解説は試験突破の糸口になるはずである。過去問題を解いてみて「またこの手の問題か，ワンパターンだな」と感じたら，勝ったも同然である。なお，本書発刊後の ME 2 種，国家試験に関しては，コロナ社の Web ページ（http://www.coronasha.co.jp/）の本書の書籍紹介に掲載する予定である。本書と合わせて活用していただきたい。

　本書は臨床工学技士を養成する大学・専門学校などの教科書として使用されることを想定しているが，独学で勉強する学生にとっても十分に利用できるように配慮したつもりである。本書が ME 2 種，国家試験の合格の一助になれば幸いである。

　2012 年 11 月

西村　生哉

目　　　次

0．基　礎　知　識

1．力

2．材　料　力　学

3.　粘　　弾　　性

4.　力　と　運　動

5.　エ ネ ル ギ ー

6.　熱

7.　圧　　　　　力

8.　流　体　力　学

9.　音波と超音波

10.　光・電磁波・放射線

付　　　　　録

0. 基 礎 知 識

非常に大きな数あるいは小さな数は指数を使って表現するのが普通である。機械工学には指数表現された数字の計算が出てくる。本章ではこれ以降の章の基礎となる指数計算や三角関数などについて簡単に説明する。

0.1 単 位

1メートルと1インチでは大違いである。単位が統一されていないと不便でしょうがない。そこで**国際単位系（SI）**というものが定められている。

0.1.1 基 本 単 位

SIにおける**基本単位**は**表0.1**に示した七つである（七つすべて覚えること）。

表 0.1 SI 基本単位

時　間	長　さ	質　量	電　流	熱力学温度	物質量	光度
s	m	kg	A	K	mol	cd
秒	メートル	キログラム	アンペア	ケルビン	モル	カンデラ

0.1.2 組 立 単 位

例えば縦2m，横3mの長方形の面積は $2\,m \times 3\,m = 6\,m^2$ となり，面積の単位は m^2（平方メートル）である。面積の単位は基本単位（この場合は長さ）を組み合わせてできており，これを**組立単位**という。10秒間に100m進む速さは $100\,m/10\,s = 10\,m/s$ である。速度の単位 m/s も基本単位（長さと時間）

を組み合わせた組立単位である。

　力の単位は kg·m/s^2 という組立単位になる（次章の最初で説明する）。それはそれでいいのだが，力というのは物理現象の基本であるのに，その単位が kg·m/s^2 だというのは書くのも読むのも面倒くさい。ここは一つ別名を付けよう。別名は短くて発音しやすいものがよい。それが N（ニュートンと読む）である。$1\,\text{kg·m/s}^2 = 1\,\text{N}$ である。このように別名が付いている単位はたくさんある。

　これから学ぶ数々の公式は，そのほとんどが SI 単位で書かれている。

0.2　指　　　　　数

　10^2 とは 10 を 2 回かけ算するという意味で，$10^2 = 10 \times 10 = 100$ である。肩にある数字（10^2 の場合は 2）は**指数**と呼ばれる。$10^3 = 10 \times 10 \times 10 = 1\,000$，$10^4 = 10 \times 10 \times 10 \times 10 = 10\,000$ である。$100\,000\,000\,000$ より 10^{11} のほうがわかりやすく間違えが少ない。

　$10^3 \times 10^2 = 1\,000 \times 100 = 100\,000 = 10^5$ となる。

　$10^5 / 10^2 = 100\,000 / 100 = 1\,000 = 10^3$ となる。まとめると

$$10^a \times 10^b = 10^{a+b}, \quad 10^a / 10^b = 10^{a-b} \tag{0.1}$$

では 10^1 とは何か。$10^3 / 10^2 = 10^{3-2} = 10^1$ だが，同時に $10^3 / 10^2 = 1\,000 / 100 = 10$ であるから $10^1 = 10$ である。

　つぎに 10^0 とは何か。10 を 0 回かけ算するというのは意味がわからないが，$10^2 / 10^2 = 10^{2-2} = 10^0$，同時に $10^2 / 10^2 = 100 / 100 = 1$ であるから $10^0 = 1$ である。

　10^{-1} とは何か。$10^2 / 10^3 = 10^{2-3} = 10^{-1}$，そして $10^2 / 10^3 = 100 / 1\,000 = 1/10$。すなわち $10^{-1} = 1/10$ である。同様に $10^{-2} = 1/100$，$10^{-3} = 1/1\,000$，つまり $10^{-a} = 1/10^a$ である。前節で力の単位は kg·m/s^2 であると書いたが，これは kg·m·s^{-2} とも書ける。

　さて，例えば $1\,000 = 10^3$ だから $2\,000$，$3\,000$ はつぎのように書ける。

$$1\,000 = 10^3$$
$$2\,000 = 2 \times 10^3$$
$$3\,000 = 3 \times 10^3$$
$$4\,000 = 4 \times 10^3$$

こうなると $1\,000 = 1 \times 10^3$ と書きたくなる。1 をかけても値は変わらないので数学的には「$1\times$」は必要ないが，あっても間違いではない。工学系の計算では 1×10^3 のような表現がしばしば用いられる。

例題 0.1

(1)　$\dfrac{10^3}{10^{-4}}$ を計算せよ。

(2)　$1\,\mathrm{cm}^2$ は何 m^2 か。

解 答

(1)　$\dfrac{10^3}{10^{-4}} = 10^{3-(-4)} = 10^{3+4} = 10^7$

(2)　$1\,\mathrm{cm}^2 = 1\,\mathrm{cm} \times 1\,\mathrm{cm} = \dfrac{1}{100}\,\mathrm{m} \times \dfrac{1}{100}\,\mathrm{m} = \dfrac{1}{10\,000}\,\mathrm{m}^2 = 10^{-4}\,\mathrm{m}^2$

0.3　SI 接 頭 辞

単位の前に付けて大きな値，または小さな値を表す言葉。$1\,\mathrm{km} = 1\,000\,\mathrm{m}$，$1\,\mathrm{mm} = 1/1\,000\,\mathrm{m}$ などは日常生活でもおなじみだろう。**表 0.2** の SI 接頭辞はすべて覚えておかなくてはならない。といってもほとんどの接頭辞を聞いたことがあるだろう。いくつか注意を述べておく。

・10^3 を表すキロの k は小文字である。キログラムは kg であって Kg ではない。

・$1\,\mathrm{km}$ 四方の正方形の面積は $1\,\mathrm{km}^2$ であるが，これは $1\,\mathrm{km} \times 1\,\mathrm{km} = 1\,000\,000\,\mathrm{m}^2$ のことである。つまり $\mathrm{km}^2 = (\mathrm{km})^2$ という解釈である。$1\,\mathrm{km}^2 =$

表 0.2　SI 接 頭 語

値	記号	読み	値	記号	読み
10^{18}	E	エクサ	10^{-1}	d	デシ
10^{15}	P	ペタ	10^{-2}	c	センチ
10^{12}	T	テラ	10^{-3}	m	ミリ
10^{9}	G	ギガ	10^{-6}	μ	マイクロ
10^{6}	M	メガ	10^{-9}	n	ナノ
10^{3}	k	キロ	10^{-12}	p	ピコ
10^{2}	h	ヘクト	10^{-15}	f	フェムト
10^{1}	da	デカ	10^{-18}	a	アト

$1\,000\,\mathrm{m}^2$ ではない。

・「ミリは $1/1\,000$ を表す。$1\,\mathrm{m}$ をミリを使って表せ」といわれると，思わず $1\,\mathrm{m}=1/1\,000\,\mathrm{mm}$ といってしまう人がいる。もちろん $1\,\mathrm{m}=1\,000\,\mathrm{mm}$ である。

0.4　三　角　関　数

三角関数の定義は**図 0.1**（a）の三角形で

$$\sin\theta = \frac{b}{a} \quad \cos\theta = \frac{c}{a} \quad \tan\theta = \frac{b}{c} \tag{0.2}$$

である。図 0.1（a）で b/a を $\sin\theta$ と表記することにしよう，ということで，証明が必要な話ではない。

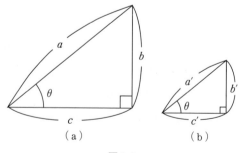

（a）　　　　　　　　（b）

図 0.1

　図（b）は図（a）を半分の大きさにしたものである。各辺の長さは半分になっているが角度は同じである。つまり大きさは違うが形は同じで，こういうのを相似という（大きさまで同じなら合同）。この場合は

$$\sin\theta = \frac{b'}{a'} \quad \cos\theta = \frac{c'}{a'} \quad \tan\theta = \frac{b'}{c'}$$

で，大きさが違っても形が同じなら三角関数の値は同じになるというのがポイントである。

　よく出てくるのは $\theta = 30°$ の場合で，このときは次式となる。

$$\sin 30° = \frac{1}{2} \quad \cos 30° = \frac{\sqrt{3}}{2} \quad \tan 30° = \frac{1}{\sqrt{3}} \tag{0.3}$$

0.5 ラ ジ ア ン

　図 0.2（a）のように半径 r の円周上に r の円弧をとる。そのときにできる角度を 1 rad（**ラジアン**と読む）という。これも，そのようにしようという話で，証明はいらない。1 rad＝約 57.3° である。図（b）のように円周上に $2r$ の円弧をとれば 2 rad となる。3 rad なら円周上に $3r$ の円弧がとられる。

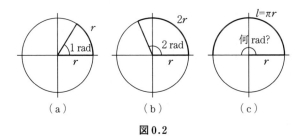

図 0.2

　では 180° は何 rad か。図（C）のように 180° の円弧 l をとり，この l が r 何個分か考えればよい。これは $l = \pi r$ であるから 180° ＝ π rad である。同様に 360° ＝ 2π rad，90° ＝ $\pi/2$ rad，60° ＝ $\pi/3$ rad，45° ＝ $\pi/4$ rad，30° ＝ $\pi/6$ rad などとなる。

角度 rad の計算方法は l/r であるが，l も r も長さであるから，単位として
は m/m となって消えてしまう。つまり角度は無次元量であり，rad＝m/m の
組立単位として解釈される。

0.6 微　　　分

微分というのは瞬間の速度を求める計算方法である。ボールを落とすことを
考えてみよう。**図 0.3** に示すように，落としてから1秒後の落下距離は
4.9 m，2秒後は 19.6 m，3秒後には 44.1 m となる。これは実測できる。では
2秒後の速さは？

普通，速さはつぎの式で求められる。

$$速さ = \frac{進んだ距離}{かかった時間} \qquad (0.4)$$

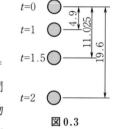

図 0.3

2 秒 間 で 19.6 m 落 ち た の だ か ら，速 さ は 19.6/2＝
9.8 m/s。ここでもう一度図0.3をよく見てみよう。時間
が増えるにつれて，落下距離がどんどん増加している。物
体が落下するときには最初はゆっくりと落ち，徐々に速度
を増していくのである。つまり 9.8 m/s というのは 0〜2 秒の2秒間の平均
の速さであって，2秒後の（瞬間の）速さではない。2秒後の（瞬間の）速さ
は 9.8 m/s よりも速いと予想される。

しかし瞬間の速さというのは式 (0.4) では計算できない。「2秒後の瞬間の
速さ」を求めるには「2秒後の瞬間の距離」と「2秒後の瞬間の時間」が必要
である。「瞬間の距離」とか「瞬間の時間」とかいわれても困ってしまうわけ
で，仮に両方とも 0 だとすると，0/0 でこれは計算できない。これを何とかす
るのが微分という計算方法である。微分の考え方そのものはそんなに難しくな
い。以下に順を追って説明しよう。

① いきなり瞬間の速さを求めるのは無理なので，とりあえず1秒後から2秒
　　後までの1秒間について考えてみる。この1秒間に落ちた距離は 19.6－4.9

=14.7 m だから平均の速さは 14.7 m/s である。

② つぎに 1.5 秒後から 2 秒後までの 0.5 秒間について考えてみる。この 0.5 秒間に落ちた距離は 19.6 − 11.025 = 8.575 m だから平均の速さは 8.575/0.5 = 17.15 m/s である。

③ つぎに 1.9 秒後から 2 秒後までの 0.1 秒間について考えてみる。図 0.3 には描いていないが，1.9 秒後の落下距離は 17.689 m なので，この 0.1 秒間に落ちた距離は 19.6 − 17.689 = 1.911 m だから平均の速さは 1.911/0.1 = 19.11 m/s である。

④ つぎは 1.99 秒後から 2 秒後までの平均の速さを計算すると 19.551 m/s になる。そのつぎは 1.999 秒後から 2 秒後までの平均の速さを計算すると 19.5951 m/s になる…というようにどんどん細かくしていくと平均の速さは 19.6 m/s に近づいていく。

⑤ こうなったら 2 秒後の瞬間の速さ = 19.6 m/s としてもいいんじゃないだろうか。うん，そうしよう。

とまあ，以上が微分の考え方である。微分の計算をするたびに上記① 〜 ⑤ をやっていたのでは日が暮れる。そこで① 〜 ⑤のエッセンスを取り出したのが数学で習う微分の公式である。

$$f'(x) = \lim_{h \to 0} \frac{f(x+h) - f(x)}{h} \tag{0.5}$$

lim というのは limit（リミット，限界，極限）でその下の $h \to 0$ と合わせて，h を 0 に近づけて極限をとるという意味である。刻みをどんどん細かくしていくわけで，微分という言葉はそれに由来している。式 (0.5) は上の① 〜 ⑤をそのまま式にしたものである。

いまの場合，$f(x)$ は落下距離を表していたが，別に $f(x)$ を落下距離に限定する必要はない。もっと一般的に $f(x) = x^2$ や $f(x) = \sin(x)$ だったらどうなるか。式 (0.5) に代入して計算すれば答が得られるが，いちいちそんなことをしてられないので，その結果である $(x^2)' = 2x$ や $(\sin(x))' = \cos(x)$ を覚えさせられるわけである。

本章のまとめ

- SI 基本単位　すべて覚えること。

時　間	長　さ	質　量	電　流	熱力学温度	物質量	光度
s	m	kg	A	K	mol	cd
秒	メートル	キログラム	アンペア	ケルビン	モル	カンデラ

- SI 接頭辞　すべて覚えること。

値	記号	読み	値	記号	読み
10^{18}	E	エクサ	10^{-1}	d	デシ
10^{15}	P	ペタ	10^{-2}	c	センチ
10^{12}	T	テラ	10^{-3}	m	ミリ
10^{9}	G	ギガ	10^{-6}	μ	マイクロ
10^{6}	M	メガ	10^{-9}	n	ナノ
10^{3}	k	キロ	10^{-12}	p	ピコ
10^{2}	h	ヘクト	10^{-15}	f	フェムト
10^{1}	da	デカ	10^{-18}	a	アト

- 三角関数

$$\sin\theta = \frac{b}{a}$$

$$\cos\theta = \frac{c}{a}$$

$$\tan\theta = \frac{b}{c}$$

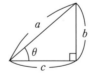

- 角度はラジアンで表す。
- 微分とは瞬間の速さを計算する方法。関数 $f(x)$ の微分 $f'(x)$ は

$$f'(x) = \lim_{h \to 0} \frac{f(x+h) - f(x)}{h}$$

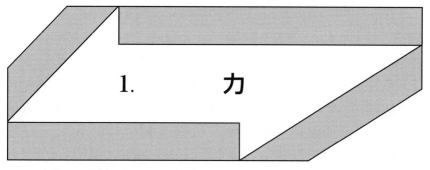

1. 力

物体の運動状態（速度や角速度）が変化し，あるいは形が変わるとき，その物体には力が働いているという。**力**は機械工学（力学）の最も基本的な量であり，本章の内容は2章以降の基礎となるものである。

1.1 力 と は

1.1.1 力 の 定 義

止まっている物体に力が働いて動き出すことを考えよう（**図1.1**参照）。「質量」の大きいものを「勢い」よく動かすためには大きな「力」が必要である。これを式にすると「力＝質量×勢い」となる。勢いというのを正確な言葉で書くと加速度である。したがって，この式は正しくは「力＝質量×加速度」となる。漢字で書くのは面倒なので，普通は

$$F = m \cdot \alpha \tag{1.1}$$

と表現される。F が力，m が質量，α が加速度である。これが力の定義式である（これを慣性力という）。

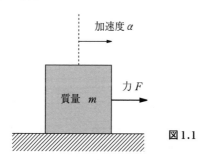

加速度 α

質量 m　力 F

図1.1

F は force の頭文字である。力学の力は power ではなく force である。映画「スターウォーズ」[†] に出てくるフォースはこれのことで，日本語訳などで「フォースの力」などとなっていることがあるが，それでは馬から落馬になってしまう。m は mass の頭文字である。mass には質量という意味のほかに大きなかたまり，集まりという意味もあり，マスコミのマスがそれである。a は a のことで，acceleration である。車のアクセルを踏むと加速する。

力の単位について考えよう。質量の単位は kg，加速度の単位は m/s² であるから，質量〔kg〕×加速度〔m/s²〕＝力〔kg·m/s²〕となる。すなわち力の単位は kg·m/s² （kg·m·s⁻² と書いてもよい）であるが，力学の最も基本である力の単位が kg·m/s² というのはあまりにも面倒くさい。そこで kg·m/s² に別名をつけた。それが N（ニュートンと読む）である。1 kg·m/s²＝1 N である。N はもちろんリンゴが落ちるのを見て万有引力を発見したことで有名な（真偽は不明らしい）アイザック－ニュートン（Isaac Newton）にちなんでいる。力というのは日常生活でもよく使う言葉であるし力学の基本であるが，力の単位を知っている人は非常に少ない。力の単位は N（ニュートン）。絶対に忘れてはならない。

例題 1.1   長さ，質量，時間をそれぞれ L，M，T で表すとき，力の次元はつぎのうちどれか。

(1) $[\text{M}\cdot\text{T}^{-1}]$ (2) $[\text{L}\cdot\text{T}^{-2}]$ (3) $[\text{L}\cdot\text{M}\cdot\text{T}^{-2}]$

(4) $[\text{L}^{-1}\cdot\text{M}\cdot\text{T}^{-2}]$ (5) $[\text{L}^{2}\cdot\text{M}\cdot\text{T}^{-2}]$

解 答   (3)

kg·m/s²＝$[\text{M}\cdot\text{L}\cdot\text{T}^{-2}]$ であるから答は (3)。   ◆

---

† 本書で使用している会社名，製品名，作品名は，一般に各社の商標または登録商標です。本書では ® と ™ は明記していません。

1.1.2 重 力 加 速 度

地球上ではどんなものでも $9.8\,\mathrm{m/s^2}$ の加速度で落ちる（空気抵抗などを無視した場合）。この $9.8\,\mathrm{m/s^2}$ という加速度の原因は地球の重力である。そこでこれを**重力加速度**と呼び，g で表す。g は gravity（重力）の頭文字である。

式（1.1）の m に $1\,\mathrm{kg}$，α に g（$=9.8\,\mathrm{m/s^2}$）を代入すると質量 $1\,\mathrm{kg}$ のものを手に持ったときに感じる力を計算でき，答は $9.8\,\mathrm{N}$ となる。すなわち質量 $100\,\mathrm{g}$（$=0.1\,\mathrm{kg}$）のもの（飲みかけの缶コーヒーなど）を手に持ったときに感じる重さ（下向きの力）がほぼ $1\,\mathrm{N}$（正確には $0.98\,\mathrm{N}$）となる。質量 m〔kg〕の物体に働く下向きの力（重力）は mg〔N〕。これは，本書においてこれ以降繰り返し出てくることになる。

問題では「重力加速度 g を $9.8\,\mathrm{m/s^2}$ とする」と注釈されることが多い。しかしここからは $g=9.8$ ではなく $g=10$ で計算を進めよう。9.8 と 10 では計算の手間が天と地ほど違う。$g=10$ でも大丈夫な事例はこれから何度も出てくる。

1.2　合 力 と 分 力

同じ大きさの力でも押すのと引くのとでは大違いなわけで，つまり力はその大きさだけでなく，向きも重要である。大きさと向きを持つ量を**ベクトル**といい，力はベクトルである。向きのない量は**スカラー**といい，長さ，面積，時間，年齢などはスカラーである（20歳の向きといわれても困るでしょう）。

ベクトルとスカラーにはいろいろな違いがあるが，ME 2 種や国家試験の範囲で考えると，足し算と引き算の方法の違いを覚えておけばよい。スカラーの足し算，引き算は何の問題もない。$1+1=2$ だし，$7-3=4$ である。ベクトルの足し算，引き算は向きを考慮する分，もう少しだけ複雑になる。**図1.2**を見てみよう。ボールに二つの力 F_1 と F_2（太字はベクトルを表す）が同時に働いている。

簡単のために F_1 と F_2 の大きさは同じであるとする。図（a）は二つの力の方向が逆である。この場合は簡単で二つの力を足す（同時に力を加える）

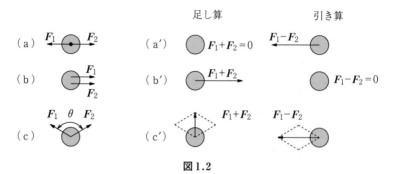

図1.2

と，結果は0になりつまり力が働いていないのと同じになる（ボールが動かな
いという意味である。変形はする）。また，引き算 $F_1 - F_2$ は F_2 の向きを逆に
して足せばよく，結局左向きに F_1 の大きさと F_2 の大きさを足した分の力が
加わる。

　図（b）は二つの力の方向が同じである。この場合も簡単で足し算は単純
に足せばいいし，引き算すると0になり力が働いていないのと同じになる（動
かないだけ，変形はする）。

　ややこしいのは二つの力 F_1 と F_2 の向きが異なっている（0°でも180°でも
ない）場合である。ややこしいといっても直感的には何も難しいことはない。
図（c）のように力を加えると，ボールは上のほうに動く。つまり上向きの力
を加えたのと同じである。この上向きの力は F_1 の大きさと F_2 の大きさを足
したものにはならない。上向きの力の大きさは二つの力の角度 θ に影響され
る。θ が180°なら図（a）と同じになり，0°のときは図（b）と同じになる。
上向きの力の大きさは作図で求められる。図（c′）のように F_1 と F_2 を2辺
とする四角（平行四辺形）を作ると，その対角線がそのまま力の向きと大きさ
を示すことになる。引き算も同じことで，$F_1 - F_2$ なら F_2 を逆向きにして平行
四辺形を作ればよい。

　F_1，F_2 に対して $F_1 + F_2$ を**合力**という。逆に $F_1 + F_2$ に対して F_1，F_2 を**分力**
という。

例題 1.2　　原点Oに働く，**図1.3**のような2力 $\vec{F_1}$, $\vec{F_2}$ の合力 $\vec{F}$ の大きさに最も近いのはどれか。ただし $\vec{F_1}$, $\vec{F_2}$ の大きさはともに5.0Nとする。

（1）　4.3N　　（2）　5.0N　　（3）　8.6N

（4）　10N　　（5）　13N

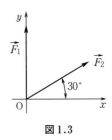

図1.3

解　答　　（3）

$\vec{F_1}$ のように頭に→がついているのは「これはベクトルです」ということを明示的に表す表記である。

5Nの力の合力だから $\vec{F_1}$ と $\vec{F_2}$ が同じ向きを向いたとき最大値10Nになる。本問は明らかにそれより小さい。また合力は明らかに5Nよりは大きい。すると答は（3）しかない。

きちんと計算するとつぎのようになる。$\vec{F_1}$, $\vec{F_2}$ の合力 $\vec{F}$ を作図すると**図1.4**（a）のようになる。この太矢印の長さを求めればよい。そこで楕円部分の三角形を抜き出し（図（b）），向きを変えると図（c）となる。この f を求めて2倍すればよい。図（d）で前章で学んだ三角関数を使うと $\cos 30° = c/a = \sqrt{3}/2$。図（c）の三角形はこれと同じ形である。同じ形なら三角関数の値は同じになるので $\cos 30° = f/5 = \sqrt{3}/2$。ここから，$f = 5\sqrt{3}/2$ つまり $\vec{F} = 2f = 5\sqrt{3} = 8.67$ となる。

$\sqrt{2} ≒ 1.4142135$（ヒトヨヒトヨニヒトミゴロ）

$\sqrt{3} ≒ 1.7320508$（ヒトナミニオゴレヤ）

くらいは常識として覚えておこう。

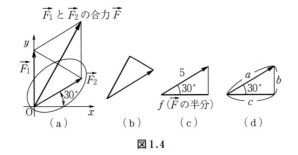

$\vec{F_1}$ と $\vec{F_2}$ の合力 $\vec{F}$

（a）　　（b）　　（c）　　（d）

図1.4

・ 斜面上の物体に働く力

ME 2種や国家試験に出題される「斜面」とは**図1.5**のような30°斜面である。そこに質量 m の物体が乗っている。簡単のため斜面と物体の間には摩擦はないとする。放っておくと物体は斜面を滑り落ちる。落ちないために下から支える力 F（斜面に平行）はいくらになるだろうか。

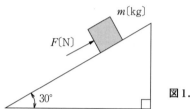

図1.5

解き方を**図1.6**に示す。左側の図を見てほしい。まず質量 m の物体は重力によって鉛直下方向に mg の力を受ける。この力は斜面を垂直に押す力 F_2 と斜面に平行な力 F_1 とに分けられる。mg に対して F_1, F_2 は分力になっているわけである。いまの場合は斜面と物体の間の摩擦がないとしているので F_2 はいくらであっても関係ない。そして F_1 が求めるべき F そのものである。したがって F_1 を求めればよいわけだが，このままでは図がわかりにくいので，左側の図の破線の楕円で囲った部分の三角形を右側に抜き出してみた。わかりやすいように反時計方向に少し回転させて，さらにひっくり返してある。例題1.2では F_2 に相当する長さを求めたが，今回は F_1 である。$\sin 30° = F_1/mg = 1/2$ であるから $F_1 = mg/2$ となる。

説明は上に述べたとおりだが「斜面の角度が30°の場合，物体は斜面方向に

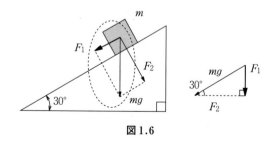

図1.6

$mg/2$ の力を受ける」ということは知識として覚えておくのがよい。

例題 1.3　　図 **1.7** のように滑車を使った場合，質量 m を支える力 F は
いくらになるか。

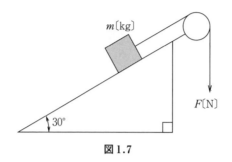

図 1.7

解 答　$mg/2$〔N〕
定滑車というのは力の向きを変えるだけで力の大きさには影響しない。　　◆

1.3　力のモーメント

　本章の最後に**力のモーメント**について述べよう。力のモーメントとは回転力
のことである。トルクともいう。**図 1.8** はシーソー（の一部）である。図で
はシーソーに三つの同じ力を加えているが，力を加える位置が違っている。①
のようにシーソーの支点に力を加えた場合は回転力は生じない。②，③の場合

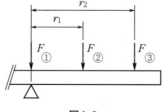

図 1.8

は時計回りの回転力が生じるが，その力は③のほうが大きい。理由は簡単で，支点から離れた場所に力を加えているからである。

　つまり，回転力は加えた力だけでは決まらず，力を加えた場所も重要になってくるのである。そこで回転を与える力を普通の力と区別して力のモーメントと呼ぶわけである。力のモーメントの計算は簡単で

　　　　力のモーメント＝力×支点からの距離　　　　　　　　　　　　(1.2)

となる。②の場合は$F \times r_1$，③では$F \times r_2$となる。力のモーメントの単位はN・mである。

　注意しておくと，力のモーメントは力F×支点からの距離rであるが，それはFとrが直角のときである。Fとrが直角でない場合は**図1.9**のようにFの分力F_1とF_2を作る。このときの力のモーメントは$F_2 \cdot r$である

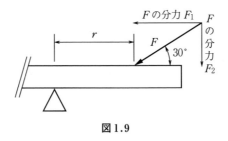

図1.9

　例題 1.4　　　**図1.10**のように丸棒が点Aでピン支持されている。棒の点C，Eにそれぞれ下向きに10 N，20 Nの力を加えたとき，棒を水平に保持するために点Bに加える力Fを求めよ。ただし，棒の重さは無視する。

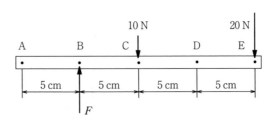

図1.10

解答　100 N

力のモーメントの釣り合いを考えればよい。

棒を時計回りに回そうとするモーメントは，10 N×10 cm＋20 N×20 cm＝500 N·cm。

力 F を点 B に加えて棒を水平に保持しようとすると $F×5＝500$。　∴　$F＝100$ N

◆

本章のまとめ

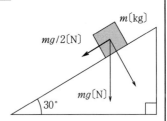

- 力の定義式 $F＝m·a$
- 力の単位は N（＝kg·m/s²）
- 質量 m〔kg〕の物体は下向きに mg〔N〕の力を受ける。g は重力加速度である。
- 重力加速度の値は $g＝9.8$ m/s² であるが，$g＝10$ として計算すると楽。
- 1 N とは約 100 g のものを手に持ったときに感じる力（重さ）。
- 力はベクトル量である。
- 30°の斜面上にある質量 m〔kg〕の物体が滑り落ちる力は $mg/2$〔N〕。
- 力のモーメント〔N·m〕＝力〔N〕×支点からの距離〔m〕（回転体と力が直角の場合）。

2. 材料力学

物体に力を加えると，物体は「変形」しながら「運動」する。これらを同時に考えるとややこしいので，本章では「変形」について考える。本章は加えた力と変形量との関係を解説するのが目的である。

2.1 応力とひずみ

2.1.1 材料の変形

図 2.1（a）のように棒の両端を同じ大きさの力で引っ張ることを考える。棒の材質としては鉄などをイメージしてもらいたい。この場合，力は釣り合って鉄棒は動かない。しかし変形はする。変形の様子は図（b）のようになる。図（b）は図（a）の鉄棒を横から見た図で，引っ張っているわけだから細く長く変形するわけである。

まず長くなるほうを考えよう。話の本質は簡単で，2倍の力で引っ張れば2倍伸びるし，3倍の力で引っ張れば3倍伸びる。半分の力で引っ張れば半分し

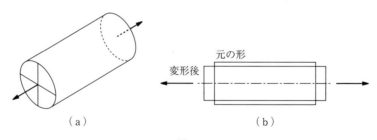

（a）　　　　　　　　　　　（b）

図 2.1

か伸びない。つまり力と変形は比例するわけで，このことについて疑問はない
だろう。

　さて，その伸び（変形）だが，加えた力だけでは決まらない。元の鉄棒が太
くなれば同じ力で引っ張っても伸びは小さくなるし，細くなればたくさん伸び
る。元の鉄棒が短い場合は同じ力で引っ張っても伸びは小さくなるし，鉄棒が
長ければたくさん伸びる。太さに関しては疑問はないだろうが，長さについて
は解説が必要だろう。

　図2.2のように一本の輪ゴムを用意し，適当なところで切る。そうすると1
本のゴムひもができるが，それをさらに適当に切る。すると長短のゴムひもが
できる。これらは元々は同じ輪ゴムだったわけで，太さも材質も同じである。
これを手で引っ張ると同じ力で引っ張っても長いゴムのほうがたくさん伸び
る。このように伸びは元の長さに依存するわけである。依存の仕方は簡単で，
同じ力で引っ張った場合，元の長さが2倍になれば2倍伸びるわけである。

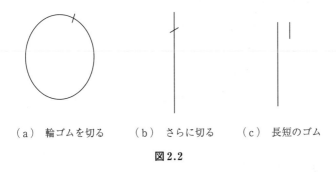

　（a）　輪ゴムを切る　　　（b）　さらに切る　　　（c）　長短のゴム

図2.2

2.1.2　応　　　　力

　上の話を数式で考えよう。まず太さの件であるが，太さとは要するに断面積
である。断面積 A〔m^2〕の棒を力 F〔N〕で引っ張るのと，断面積 $A/2$ の棒
を力 $F/2$ で引っ張るのは同じことである（**図2.3**）。力/断面積という量を考
えると両者とも F/A となり同じである。これを**応力**といい，その意味は単位
面積当りの力であり，物体に加えた力の評価とする。

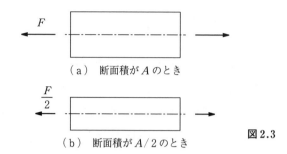

（a） 断面積が A のとき

（b） 断面積が $A/2$ のとき

図2.3

応力＝力÷断面積 であるが，漢字で書くのは面倒なので普通はつぎのように書く。

$$\sigma = \frac{F\,(\mathrm{N})}{A\,(\mathrm{m}^2)} \tag{2.1}$$

σ（シグマと読む）というのが応力を表している。応力は英語ではストレス（stress）である。日常的にはストレスは精神的な重圧という意味で使われるが，機械工学では精神はまったく関係ない。応力の単位は式（2.1）からわかり，$\mathrm{N/m}^2$ である。これには別名がついており，Pa（パスカル）という。1 Pa ＝1 $\mathrm{N/m}^2$ である。

注意しておくが A は断面積である。棒の直径（または半径）ではない。棒の直径（半径）を2倍にすると断面積は4倍になり，同じ応力を与えるためには力 F を4倍にしなければならない。

2.1.3 ひ ず み

これで太さ（断面積）の件は片づいた。つぎは長さである。**図2.4** を見てほしい。元の長さ1 m の棒が伸びて1 m 1 mm になるのと2 m の棒が伸びて2 m 2 mm になるのでは，変形としては同じであろう。前者は伸びが1 mm で後者は伸びが2 mm であるが，後者のほうが2倍変形したというわけではない。単に後者の元の長さが2倍長かったというだけであり，変形率はどちらも1/1000 である。この変形率を**ひずみ**といい，ひずみ＝伸び÷元の長さ である。これも書くのが面倒なので，普通はつぎのように書く。

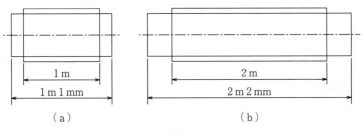

図 2.4

$$\varepsilon = \frac{\Delta L \,〔\mathrm{m}〕}{L \,〔\mathrm{m}〕} \tag{2.2}$$

ε（イプシロンと読む）がひずみ，L が元の長さで，ΔL は伸びである。Δ はデルタと読み，したがって ΔL はデルタエルと読む。Δ という記号は微少な変化を表す際に用いられる。ひずみは英語ではストレイン（strain）である。

ひずみの単位は式（2.2）からわかる。ΔL は伸びなので単位は m（メートル），L は元の長さで単位は m なので，m/m でひずみの単位は消えてしまう。ひずみは単位のない量（無次元量）なのである。

2.1.4　フックの法則とヤング率

さて，本章は「力と変形は比例する」というところから始まったわけだが，応力とひずみを学んだので，この文章をより正確に書くことができるようになった。つまり「応力とひずみは比例する」となる。これを式で書くと

$$\sigma = E \cdot \varepsilon \tag{2.3}$$

これを**フックの法則**という。式（2.3）の E は比例定数で，**ヤング率**または縦弾性係数（縦弾性率），または単に弾性係数（弾性率）という。応力 σ の単位は Pa でひずみ ε には単位がない。ということは必然的にヤング率の単位は Pa となる。

ヤング率は材料固有の値であり，ヤング率の大きい材料は変形しにくい。生体物性に関して述べておくと，筋のヤング率は，直行方向よりも走行方向で小

さい。また，当然のことながら筋などの軟組織に比べて骨のヤング率は大き
い。

例題 2.1　　長さ 10 m，断面積 1 cm^2 の鉄棒に 100 kg の分銅をつるすと
きの伸びはどれか。ただし鉄のヤング率を約 2×10^{11} Pa とする。

（1）　0.049 mm　　（2）　0.098 mm　　（3）　0.49 mm

（4）　0.98 mm　　（5）　4.9 mm

解 答　　（3）

100 kg の分銅をつるしたのだから，引っ張る力は $mg = 100 \times 9.8 = 980$ N。しかし g
= 10 として計算すると $mg = 1\,000$ N である。

解答の考え方は**図 2.5** のとおりである。力，断面積，ヤング率，元の長さなどの
情報はすべて問題文に書かれている（ただし断面積 1 cm^2 は 1×10^{-4} m^2 に直さなけ
ればならない）。わからないのは伸び ΔL だけであり，これを計算すると $\Delta L = 5 \times$
10^{-4} m となり，これを mm に直せば答 $\Delta L = 0.5$ mm となる。選択肢に 0.5 mm はな
いが，これは $g = 10$ として計算したため。$10^{\bigcirc}$ という値がたくさん出てくるので，そ
この扱いを間違えると，答が何桁かずれてしまう（例えば $\Delta L = 5$ mm などとなって
しまう）ので気をつけたい。

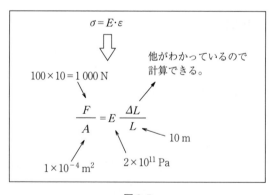

図 2.5

2.2　ポアソン比

　棒を引っ張ると細く長く変形するわけであるが，ここまでは長くなるほうばかりを議論してきた。ここ
からは細くなるほうについて考えよう。**図2.6**のような棒を引っ張ったところ，元の直径が D で変形後は $D-\Delta D$ になったとしよう。この場合のひずみ ε は

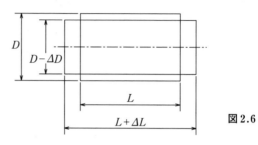

図2.6

$$\varepsilon = \frac{-\Delta D}{D} \tag{2.4}$$

となる。マイナスがついているのは「縮んだ」という意味である。これもひずみなのだが，式（2.2）のひずみと区別しなければならない。工学では力の方向を縦方向，力と直角方向を横方向と呼ぶので，正確にはつぎのように書く。

$$\left.\begin{array}{ll} \varepsilon_L = \dfrac{\Delta L}{L} & （縦ひずみ） \\[3mm] \varepsilon_D = \dfrac{-\Delta D}{D} & （横ひずみ） \end{array}\right\} \tag{2.5}$$

　ところで，例えば ε_L が 4.9×10^{-5} のとき，ε_D はどのくらいの値になるのだろう。ε_L の半分くらいかな？　3割くらいかな？　それを示すのが**ポアソン比**というもので，次式のようになる。

$$\nu = \left| \frac{\varepsilon_D}{\varepsilon_L} \right| \tag{2.6}$$

ν がポアソン比で読み方はニューである。棒を引っ張ると細く長く変形するわけで，その場合，縦ひずみ ε_L はプラスの値，横ひずみ ε_D はマイナスの値となる。ここで単純に $\nu=\varepsilon_D/\varepsilon_L$ としてしまうとポアソン比 ν はマイナスになって

しまう。ポアソン比を考える理由は「縦方向に○○だけひずんだら，横方向にはどのくらいひずむか」というものであり，マイナスは余計だ。そこで強制的にプラスにするため絶対値をとるわけである。

　ポアソン比は縦ひずみと横ひずみの比（の絶対値）である。縦方向の変形 ΔL と横方向の変形 ΔD の比ではない。それは図2.6および式 (2.5)，(2.6) を見れば明らかであるが，「ポアソン比は縦方向の変形と横方向の変形の比である。○か×か」と問われると，戸惑ってしまうので注意が必要である（答はもちろん×）。

　ポアソン比は金属の場合だいたい0.3程度，生体軟部組織で0.5程度である。

2.3　応力-ひずみ曲線

　材料を引っ張りつつ，そのときの応力とひずみをグラフにすると**図2.7**のようになる。これを**応力-ひずみ曲線**という。

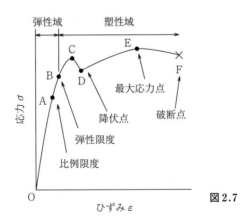

図2.7

　応力-ひずみ曲線の形は材料によって異なり，必ず図のようになるとは限らない。材料力学の本にはいろいろな材料の応力-ひずみ曲線が載っているが，図2.7はME2種や国家試験に出題される典型的な形であるので，とりあえず

はこの形を覚えておくようにしよう。

　また，普通，グラフを描くときは原因（応力）が横軸になり，結果（ひずみ）が縦軸になるものだが，応力-ひずみ曲線では逆になっており，そのことに違和感を覚える人もいるかもしれない。このようになっている理由は，一定の速さで材料を引っ張りつつ，そのときの応力（引張り力）を記録するという方法でデータを取得するためであるが，これは試験に出る話ではない。

　図2.7の応力-ひずみ曲線にはいくつか特徴的な点が現れる。まず点Aは**比例限度**である。式（2.3）の$\sigma = E \cdot \varepsilon$は応力とひずみが比例するというフックの法則であるが，フックの法則はいつまでも成り立つわけではない。どんどん力を大きくしていくと，そのうちフックの法則が成り立たなくなる。点Aはその限界点である。

　つぎに点Bは**弾性限度**といわれる。弾性とは力を0にすれば変形も0になるということで，点Bがその限界点である。棒を曲げることを考えるとわかりやすい。小さな力（応力）を与えているうちは曲がった棒は元どおりまっすぐになるが，ある限界を超えると棒は曲がったまま元に戻らなくなる。それが弾性限度である。力を0にすれば変形も0になる変形を**弾性変形**，力を0にしても変形が残ってしまう（残留ひずみという）変形を**塑性変形**という。

　点Cと点Dは**降伏点**（点C：上降伏点，点D：下降伏点）で，これは材料が「ワタシもーだめ」となる点である。降伏点までは応力を増やしていってもひずみの増加は少ないが，ここを超えるとわずかな応力の増加でひずみが大きく増える。ただし，明確な降伏点を示さない材料もある。

　点Eは最大応力点で，点Fは破断点である。図2.7からわかるように材料の破断は最大応力点で生じるわけではない。また，最大応力のときにひずみが最大になるわけでもない。

例題 2.2　　物体に働く応力とひずみについて正しいのはどれか。

（1）　応力をひずみで割ると弾性率が求まる。

（2）　応力はどのような断面に対しても垂直に働く。

（3）　ひずみの単位はメートル〔m〕である。

（4）　縦方向の伸びに対する横方向の縮みをポアソン比という。

（5）　材料は最大応力点で破断する。

解答　　（1）

（1）　正しい。フックの法則 $\sigma = E \cdot \varepsilon$ そのまま。フックの法則を理解していても，このように文章で書かれると戸惑ってしまうので注意すること。

（2）　誤り。応力は断面に対して平行に働く場合もある。これはずり応力（せん断応力）と呼ばれる。ずり応力については次章の粘弾性のところで述べる。

（3）　誤り。ひずみには単位がない。

（4）　誤り。ポアソン比は伸びや縮みの比ではなく，縦ひずみと横ひずみの比である。

（5）　誤り。応力-ひずみ曲線を見よ。　　　　　　　　　　　　　　　　◆

2.4　体 積 弾 性 率

　ここまでは一方向から物体に力を加えていたが，ここでは全方向から力がかかる場合を考えよう。水に沈んだ箱のようなものをイメージするとよい（**図2.8**）。この箱には全方向から圧縮荷重がかかっている。このときの応力を σ，箱の最初の体積を V としよう。箱が沈むと水圧によって体積が小さくなる。これを $-\Delta V$ とすると，次式のように体積ひずみ ε_V と**体積弾性率** K が定義できる。

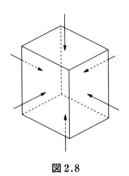

図2.8

$$\left.\begin{array}{l} \varepsilon_V = \dfrac{-\Delta V}{V} \\[3mm] \sigma = -K \cdot \varepsilon_V \end{array}\right\} \tag{2.7}$$

マイナスがついているのは箱が縮んだという意味で，箱の内側から力が加わり箱の体積が膨張した場合はマイナスはつかない。

体積ひずみ ε_V の単位はなく，体積弾性率 K の単位が Pa というのはこれまでと同じである。式（2.7）を使った問題は過去に出題されたことがない。ただし，体積弾性率という言葉は問題文の中に出てくる。

2.5　応　力　集　中

図 2.9 のようなブロックを上下に引っ張ると，切り欠き部分から破壊することは感覚的にわかるだろう。切り欠きがわずかであっても，切り欠きがあること自体が原因となって，わずかな力で破壊するというのは，紙を破るときなどに経験することである。つまり切り欠き部分には大きな力（応力）が集中しているのである。このような**応力集中**は形状が急激に変化している部分に生じる。

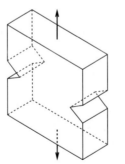

図 2.9

図 2.10 は板に丸い穴が開いている図である。図（a）の点 a の部分の応力の大きさが棒グラフとして描かれている。ここは穴の近傍なので応力集中が生じている。そこから少し離れた点 b では応力の値は少し低くなる。点 c，点 dでも応力を測定し，それらを連続的に結ぶと図（b）のようになる。

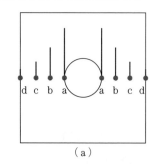 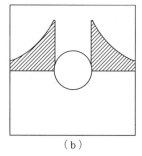

(a)   (b)

図2.10

どのような形状変化があると，どのくらい応力が集中するのかを計算で求めるのはなかなか難しい問題で，ME 2 種や国家試験では問われない。応力集中は計算問題ではなく，図2.9や図2.10のように常識的に答えられる問題として出題されるので，あまり心配はいらない。

2.6 安 全 率

本章の最後に**安全率**について述べよう。例えば橋をつくるとき，「人間が何人，車が何台乗るから柱の太さはこのくらい必要だ」というようにその橋にかかる最大の荷重を想定して設計するのは当然である。簡単のためにこの橋には車は通らず，人間だけが利用するとしよう。そして，例えば橋の大きさから考えて最大で人間が 100 人乗るだろうと想定されたとする。そのとき人間 100 人分の荷重に耐えられるように橋を設計しても大丈夫だろうか。その場合，橋に人間が 101 人乗ったら橋は壊れてしまう。100 人という想定だが 101 人が乗ることはありそうである。あるいは人数は 100 人だが 1 人で 2 人分の体重の人もいるかもしれない。ここは少し余裕を持たせたほうがよいだろう。では，最大荷重として人間 500 人分を想定したらどうだろうか。橋の大きさから考えて，いくらなんでも 500 人も乗ることはないだろう。よし，この設計で行こう！という場合，安全率 5 ということになる。

安全率はその名のとおり，高めれば高めるほど安全になる。だったら安全率

5ではなくて10，いや100くらいにしておけばいいと思うかもしれないが，むやみに安全率を高めすぎるとオーバースペックとなって無駄にコストがかかってしまう。どの程度の安全率がよいのかはモノによって違う（機械部品か，建築物かなど）。

　安全率の出題率は低いが，意味が簡単なので，覚えておくのに苦労はないだろう。

本章のまとめ

- 応力 $\sigma = \dfrac{力\ F\ \text{〔N〕}}{断面積\ A\ \text{〔m}^2\text{〕}}$，　　応力の単位は Pa

- ひずみ $\varepsilon = \dfrac{伸び\ \Delta L\ \text{〔m〕}}{元の長さ\ L\ \text{〔m〕}}$，　　ひずみに単位はない。

- $\sigma = E \cdot \varepsilon$，　応力とひずみは比例する（フックの法則）。
  E はヤング率で単位は Pa
  筋のヤング率は，直交方向よりも走行方向で小さい。

- 縦ひずみと横ひずみの比（の絶対値）をポアソン比といい，金属では約 0.3，生体軟部組織で約 0.5 である。

- 応力-ひずみ曲線

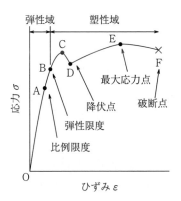

- 力を0にすれば変形も0になる変形を弾性変形，力を0にしても変形が残ってしまう変形を塑性変形という。

- 形状が急激に変化している部分には応力集中が生じる。

3.　粘　　弾　　性

　生体（軟組織）の力学的性質として粘弾性が挙げられる。生体は粘性と弾性を合わせ持っているのである。弾性は2章で出てきた。すなわち力を0にすれば変形も0になるという性質のことである。では，粘性とは何か。これは要するに粘っこさのことで，固体より流体（特に液体）をイメージするとわかりやすい。水はさらさらで粘度が低く，油はべとべとで粘度が高い。水飴になるとさらに粘度が高くなる。液体の粘性はイメージできるとして，では固体の粘性とは？　これはあとで述べるとして，とりあえず粘度について定義してみよう。

3.1　粘　性　の　定　義

　ここではやはり液体をイメージして考えよう。

　まず広い板を2枚用意して向かい合わせる。板どうしの隙間は y だとする。そしてその隙間に液体を入れる。下の板を固定したまま，上の板を速度 u で右側に動かす。すると板の動きに引きずられて液体も右側に動く。しかし液体全体が同じ速度で動くわけではない。下の板は固定されている（止まっている）のだから，その周辺の液体の速度は0だろう。一方，上の板周辺の液体の速度は板と同じ u になる。結局，液体には**図3.1**のような速度分布が生じる。

　さて，この液体の中に豆腐を入れてみる。豆腐は全体として右側に流されていくが，上面と下面の流体の速度差のために，**図3.2**のように変形するはずである。この変形度合いで流体の**粘性**を定義する。すなわち粘度の大きい流体では豆腐の変形が大きくなるわけである。

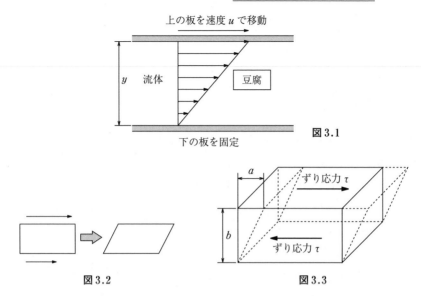

図 3.1

図 3.2　　　　　　　　　　図 3.3

　実際には変形そのものを問題にすると，木綿豆腐か絹ごし豆腐かで変形量が違ってきてしまい面倒である。そこで豆腐の上下面に働く力を考える。しかし単純な力では豆腐の大きさも問題になるので，力を面積で割った応力を考える。この応力を**ずり応力**，または**せん断応力**という。記号は τ，読み方はタウ，単位は Pa である。2章に出てきた σ は面に垂直に働く応力であったが，ずり応力 τ は面に平行に働く応力である（**図 3.3**）。粘度の大きい流体では τ が大きくなるわけである。

　τ は粘度だけでは決まらない。図 3.1 の u（上の板の移動速度）が大きいほど τ も大きくなる。これはすぐに理解できるだろう。また y（板の隙間）が大きいほど τ は小さくなる。これは極端な場合を考えればわかりやすい。y が非常に大きい場合は遠く離れた上の板がどんな動きをしようとあまり影響がないだろうし，y が小さければすぐ下は速度 0，すぐ上は速度 u となり，豆腐は大きく変形するはずだ。

　以上をまとめると，豆腐に働く「ずり応力 τ」は「粘度に比例」し，「u に比例」し，「y に反比例」する。これを式で表すと，つぎのようになる。

$$\text{ずり応力}\ \tau = \text{粘度} \times \frac{u}{y}$$

粘度を記号 μ（ミューと読む）で表せば

$$\tau = \mu \cdot \frac{\partial u}{\partial y} \tag{3.1}$$

となる。u/y が $\partial u/\partial y$ に入れ替わっているが，これは速度分布が図3.1のよ
うな直線状にならない場合などにも対応す
るために微分形式で書いたもので，例えば
円管内を流れる流体（血管内を流れる血流
など）は**図3.4**のような放物線状の速度
分布になる（ならない場合もある）。

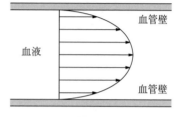

図3.4

　$\partial u/\partial y$ のことを**ずり速度（せん断速度）**
という。ずり速度の単位は何か。単位を考
えるときは微分を意識する必要はなく，u/y で考えればよい。u は板の速度な
ので m/s，y は隙間の長さだから m，結局ずり速度 u/y の単位は $1/s$ である。
ずり応力 τ の単位は Pa だから，式（3.1）より粘度 μ の単位は Pa·s（パスカ
ル秒）であることがわかる。

　この式には出てこないが，**動粘度（動粘性係数）**というものもある。スト
ローの中に液体を満たし立てて置くと，重力に引かれて液体が流れ出す。この
ときの時間を計れば粘度がわかる。粘度が低い（サラサラな）液体は短い時間
で流れ出し，粘度が高い（ドロドロな）液体は流れ出るのに時間がかかる。さ
て，ここに粘度は同じだが重さ（密度）が異なる液体があるとすると，重い液
体のほうがストローから早く流れ出る。理由は簡単で粘性によるブレーキは同
じだが，重いほうが下に引っ張る力が強いからである。この場合は重い液体の
ほうが粘度が小さいと見なすことができる。それを表したのが動粘度で，
動粘度＝粘度／密度と表される。動粘度の単位は m^2/s である。

　ところで，せん断応力というものがあるならせん断ひずみというものもある
のではないか。そのとおりで，図3.3の a/b がそれである。a が小さいと変

形が小さい，すなわちせん断ひずみが小さいということになる。せん断応力や
せん断ひずみは計算問題には出てこない。せん断応力は面に水平に働く，せん
断ひずみは図3.3の a/b 。最低限，これだけは押さえておきたい。

3.2　ニュートン流体と非ニュートン流体

　さて，せっかく長々と説明してきたがすべての流体で式（3.1）が成り立つ
わけではない。式（3.1）は「ずり応力 τ」は「 u に比例」するということで
導かれているのだが，これが成り立たない流体というのが結構ある。例えば血
液などはその例であり，心臓から拍出された直後の流速が速いときと，末梢を
流れる流速が遅いときでは粘度が大きく違う。それはなぜか，またどちらの場
合の粘度が高いかはあとで述べる。

　水のように式（3.1）が成り立つ流体を**ニュートン流体**と呼び，血液のよう
に式（3.1）が成り立たない流体を**非ニュートン流体**と呼ぶ。血液から血球成
分を取り除いた血漿はニュートン流体である。

3.3　血液の粘性的性質

　血液の粘性について述べよう。ポイントは以下の三つである。

① ヘマトクリット値が高いと粘性が大きくなる。

② 流速が速いと粘性が小さくなる。

③ 細い血管では粘性が小さくなる。

なぜそうなるのかは，『臨床工学技士のための生体物性』（コロナ社刊）70
ページに詳しく書かれている。ここではその内容を要約して示そう。

① ヘマトクリット値について

　　　水に小麦粉を混ぜると粘度が上がるのと同じで，血液中の赤血球が増え
　　ると（ヘマトクリット値が増えると）流れにくくなる。

② 流速について

　流速が小さいとき（低せん断速度領域）には，赤血球が凝集して集合体（**ルーロー**という）を形成するために粘度が上がる。流速が大きいとき（高せん断速度領域）には，赤血球が流線と平行な方向に楕円状に変形して流れやすくなる。

③ 細い血管について

　半径 1 mm 以下の血管では血球が中央部に集中し（**集軸効果**または**シグマ効果**という），血管壁に近い部分では赤血球数が減少する。その結果，全体の粘度が低下したように振る舞う。

　特に試験に出るのは①であるが，ヘマトクリット値が増加すると粘っこくなるというのは常識的に考えてもわかりそうなことなので，心配することはない。

3.4　固 体 の 粘 性

　弾性というのは要するにバネのような性質のことで，数学的にいえば変位に比例した力を発生するものである。別に難しい話ではなく，バネを 2 倍伸ばすには 2 倍の力が必要ということである。これに対して個体の粘性はドアが急に閉まるのを防止する**図 3.5** のドアクローザーを考えるとよい。これはドアがゆっくり動くときにはあまり力を出さないが，ドアを早く動かそうとすると大きな力で抵抗する。つまり速度に比例した力を発生している。バネと違い一度変形すると逆方向の力を与えない限り元の形には戻らない。粘性体の変形は**クリープ変形**と呼ばれる。

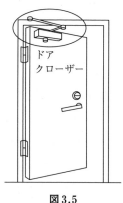

ドアクローザー

図 3.5

　炎天下に自転車を止めておいて，しばらくして戻ってみると，自転車のスタンドによってアスファルトが変形しているという経験があるだろう。あれは自転車による荷重でアスファルトがクリープ変形した結果である。

　弾性体がバネと呼ばれるように，粘性体は工学的には**ダッシュポット**（また

はダンパー）と呼ばれる。

　生体は粘性と弾性を併せ持っている粘弾性体である。粘性と弾性の組み合わせには直列と並列があり，直列のモデルを**マックスウェル（Maxwell）モデル**，並列のものは**フォークト（Voigt）モデル**と呼ぶ。**図3.6**は両モデルの力学特性を示したものである。順番に説明する。

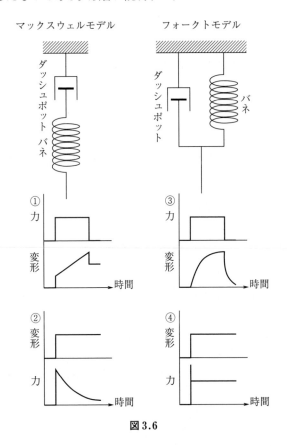

図3.6

①マックスウェルモデルに瞬間的に力を加えた場合

　　力に応じて瞬間的にバネが伸びる。そしてダッシュポットが一定のスピードで伸びる。力をなくすとバネの伸び分が縮むがダッシュポットの伸び分はそのまま残る。

②マックスウェルモデルに瞬間的に変位を加えた場合

　　バネによって変位に応じた力が生じる。その後ダッシュポットが伸びる
とその分バネが縮み，力は減少していく。この現象は応力緩和と呼ばれる。

③フォークトモデルに瞬間的に力を加えた場合

　　ダッシュポットによって少しずつ伸びてゆくが，バネの伸びによって力
が相殺され伸びるスピードは落ちてゆく。力をなくすとバネの縮む力に
よって変位は戻ってゆく。

④フォークトモデルに瞬間的に変位を加えた場合

　　瞬間的に変形させるには無限の力が必要で，つまりそのような変形はで
きない。もし変形したとしたら変形に対応したバネの伸びに釣り合った力
で変形が維持される。

　これらのグラフはすべて数式で表すことが可能で，そのためにはラプラス変
換を使って微分方程式を解くという作業が必要となる。本書ではその説明は省
くが，図3.6そのものは試験に出るので覚えておく必要がある。

本章のまとめ

- 生体（軟組織）は粘弾性を示す。
- ずり応力 τ ＝粘度 μ×ずり速度 $\partial u / \partial y$，　　粘度 μ の単位は Pa·s，
　ずり速度の単位は 1/s。
- 上の式が成り立つ流体をニュートン流体と呼び，成り立たない流体を非
　ニュートン流体と呼ぶ。
- 血液（全血）は非ニュートン流体，血漿はニュートン流体である。
- 動粘度＝粘度／密度　　　動粘度の単位は m^2/s。
- 血液では，ヘマトクリット値が高いと粘度が大きくなる。
　　　流速が速いと粘度が小さくなる。
　　　細い血管では粘度が小さくなる。
- 粘弾性体のモデルには粘性と弾性を直列に並べたマックスウェルモデルと並
　列に並べたフォークトモデルがある。

4. 力 と 運 動

2章の材料力学では物体に力を加えたときの変形について考えたが，本章では力によって生じる運動について考える。本章で考える運動は，落下運動，等速円運動，バネの振動，摩擦のある面上での運動の四つである。

4.1 落 下 運 動

結論から述べる。時刻 $t=0$，初速 0 で物体を落とすとき，時刻 t における落下距離 y，そのときの速さ y'，そのときの加速度 y'' は以下の式で示される。

落下距離　　$y = \dfrac{1}{2} g t^2$ 〔m〕　　　　　　　　　　　　　　　(4.1)

落下速度　　$y' = g t$ 〔m/s〕　　　　　　　　　　　　　　　(4.2)

落下加速度　$y'' = g$ 〔m/s^2〕　　　　　　　　　　　　　　(4.3)

ただし g は重力加速度 $9.8\,\mathrm{m/s^2}$

加速度 α を与えて物体を動かす場合は，式 (4.1) ～ (4.3) の g が α に変わるだけで同じ公式が使える。こうなる理由の説明には積分の知識が必要となるのでここでは省略する。

例題 4.1　　高さ 20 m の位置から物体が落下するとき，地面に到達するまでの時間に最も近いのはどれか。ただし重力加速度は $9.8\,\mathrm{m/s^2}$ とし，空気抵抗は無視する。

（1）0.5秒　　（2）1秒　　（3）2秒　　（4）3秒　　（5）4秒

解答 （3）

　問題文に「重力加速度は $9.8\,\mathrm{m/s^2}$」と書いてあっても $g=10$ で計算することをお勧めする。9.8 と 10 では計算のやりやすさに雲泥の差がある。

　式（4.1）の y に 20，g に 10 を代入して $20=\dfrac{1}{2}\times10\times t^2$ として t を求めればよい。

これは暗算で計算可能で，答は $t=2$ 秒である。ちなみに $g=9.8$ として計算すると答は 2.02 秒となる。　　　　　　　　　　　　　　　　　　　　　　　　◆

例題 4.2　　　流速 $10\,\mathrm{m/s}$ で鉛直上方に吹き上がる噴水のおよその到達高さ〔m〕はどれか。ただし，重力加速度は $9.8\,\mathrm{m/s^2}$ とする。

（1）　1　　（2）　2　　（3）　5　　（4）　10

（5）　20

解答 （3）

　噴水あるいは物体を投げ上げるというのは，落下現象の逆再生である。つまりこの問題は「ある高さから物体を落としたら地面につくときの速さが $10\,\mathrm{m/s}$ だった。ある高さとは？」と読み替えることができる。式（4.2）の y' に 10，g に 10 を代入して $10=10\,t$。この現象には $t=1$ 秒かかったことになる。1秒で落ちる距離は式（4.1）から $5\,\mathrm{m}$ とわかる。

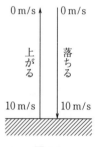

図 4.1

◆

例題 4.3　　　1 階（地上）に静止していたエレベーターが**図 4.2** に示すように一定の加速度で上昇し始め，15 秒後に一定の速度に達した。そのあとエレベーターは 20 秒間一定の速度で上昇（等速度運動）してから一定の加速度で 15 秒間減速して最上階に達した。最上階の高さは地上から何 m か。

（1）　200　　（2）　333　　（3）　350

（4）　500　　（5）　634

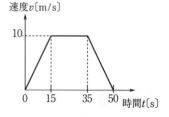

図 4.2

解答 （3）

例えば5m/sで30秒間移動したとすると5×30＝150m動いたことになる。グラフで書けば**図4.3**のとおりで，5×30とは斜線部分の面積になっている。速度が変化する場合も同様で，移動距離（本問では地上高）は台形部分の面積を計算すればよい。

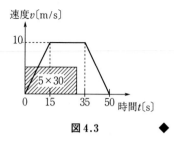

図4.3 ◆

4.2 等速円運動

　ここも結論から述べよう。質量 m〔kg〕の物体が半径 r〔m〕の円周上を速度 v〔m/s〕で回転している（**図4.4**）。

角速度　$\omega = \dfrac{v}{r}$〔rad/s〕　　　(4.4)

加速度　$\alpha = \dfrac{v^2}{r} = r\omega^2$〔m/s²〕

　　　（向きは円心方向）　　(4.5)

遠心力（向心力）

$$F = \frac{mv^2}{r} = mr\omega^2 \,\text{〔N〕}\quad(4.6)$$

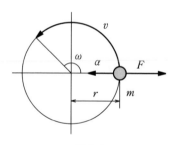

図4.4

　物体の運動を表す基本式は $F = m \cdot \alpha$ だが，この式の意味は物体に力が働くと加速度が生じるというものだ。加速度が生じると速度が変化する。速度はベクトル量であり，速さと向きという二つのパラメーターがある。速度の変化とは向きは一定で速さが変化する，速さが一定で向きだけが変化する，両方とも変化する，という3パターンがある。**等速円運動**は2番目の速さが一定で向きだけが変化する運動である。速さが一定なので「力が働いて加速度が生じている」ということを感覚的には理解しにくいところである。

　本書の旧版では式（4.4）～（4.6）がどのようにして得られるのか説明して

いたが，ここは旧版の中で最も読み飛ばされる箇所であったので，本書では削除する。

　ハンマー投げを考えよう。選手は図4.4の中心にいて，ハンマーを自分の方向に引っ張る力を出している。これを**向心力**という。円の中心に太陽，周りを回るのが地球と考えると，この力は太陽の引力である。向心力はたいへんに知名度が低い力で，有名なのは向心力の反作用として生じる**遠心力**である。遠心力と向心力は同じ大きさで逆向きとなる。遠心力は円運動における慣性力である。

　ハンマー投げの選手がロープを放すと，その瞬間に向心力は失われ，その反作用の遠心力も消える。力が消えるので加速度も消え，物体の速度は変化しなくなる。つまり一定のスピードで一定方向に飛んでいくわけで，飛んでいく向きは円の接線方向となる。

4.3　バネの振動

4.3.1　バネ定数

　バネ定数とはバネの強さを示すパラメーターである。あるバネを引っ張って1m伸ばす。そのときに必要な力〔N〕がバネ定数である。バネ定数が大きいほうが1m伸ばすのに大きな力が必要となり，強いバネとなる。小さなバネで1mも伸ばせないという場合は，例えば1mm伸ばす力を測定し，それを1000倍すればよい。普通，バネ定数はkという文字で表される。バネ定数の単位はN/mである。

　図4.5のようにバネ定数kのバネを2本並列につなぐと，全体のバネ定数は2倍の$2k$となる。つまりバネが強くなるわけである。筋トレで使うエキスパンダーを想像すれば理解できると思う。逆に2本直列につなぐと，全体のバネ定数は半分の$k/2$となる。

　ここでは同じバネ定数kのバネを並列または直列に並べたが，異なるバネ定数を持つバネを並べた場合はどうなるか。ME2種や国家試験では同じバネを並べたパターンしか出題されないので本書では割愛する。

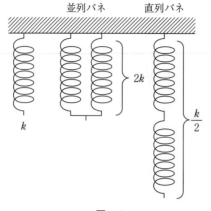

図 4.5

4.3.2　バ ネ の 振 動

図 4.6 を見ていただきたい。

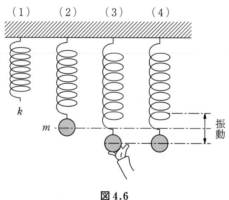

図 4.6

（1）　バネ定数 k のバネがある。

（2）　質量 m のおもりをつける（バネは少し伸びる）。

（3）　適当に手で引っ張る（さらに伸びる）。

（4）　手を離すと振動する。

このとき，振動の中心は（2）のおもりの中心である。また，振幅は（3）で引っ張った長さになる。問題は振動数である。ここも結論から述べよう。

固有角振動数 $\omega_0 = \sqrt{\dfrac{k}{m}}$ 〔rad/s〕   (4.7)

固有振動数 $f_0 = \dfrac{1}{2\pi}\sqrt{\dfrac{k}{m}}$ 〔Hz〕   (4.8)

周　期 $T = \dfrac{1}{f_0}$ 〔s〕   (4.9)

　振動数とは周波数と同じで，1秒（second, s）間に何回振動するかということである。周波数は frequency なので，その頭文字 f で表している。単位は「回 /s」であるが，回数は物理量ではないので「1/s」となり，その別名が Hz（ヘルツ）である。例えば 10 Hz とは1秒間に 10 回振動するという意味で，そのとき1回の振動にかかる時間（**周期**）は 0.1 秒である。100 Hz なら周期は 0.01 秒であり，つまり振動数の逆数が周期になる（式（4.9））。

　バネの振動数はバネ定数 k とおもりの質量 m だけで決まる。図 4.6（3）で引っ張る長さには影響されない。同じバネでもつけるおもりによって振動数は変わるわけで，「このバネにこのおもりをつけたときの」振動数という意味で「固有」振動数という言葉を使う。f の右下についている小さな 0 は「固有」振動数であることを表している。

　それでは固有「角」振動数とは何か。ただの**固有振動数**と，角がついた**固有角振動数**とは基本的に同じもので，振動回数の数え方が違う。ただの固有振動数の場合，1秒間に1回振動すれば 1 Hz，1秒間に2回振動すれば 2 Hz，…となってわかりやすい。固有角振動数では1秒間に1回振動すれば 2π rad/s，1秒間に2回振動すれば 4π rad/s，…となる。つまり1回の振動を 2π と数えるのである。したがって固有振動数に 2π をかけると固有角振動数になる。振動とは同じことの繰り返しであり，それを数学的に表現するのに三角関数（sin）を使う。三角関数では 2π（$= 360°$）がちょうど1回の繰り返しであり，したがって数学表現の場合は固有振動数より固有角振動数を使うほうが都合がよいのである。

　最後の問題は $\sqrt{k/m}$ である。バネの振動を表す運動方程式（微分方程式に

なる）を立てて，それを解けばこの式を導き出せるがここで説明するのはやめ
ておく。試験のとき $\sqrt{k/m}$ だったか $\sqrt{m/k}$ わからなくなることがある。重い
ものはゆっくりとしか動かない，硬いバネをはじくと（ビィィーンという感じ
で）早く振動するという常識を思い出せば $\sqrt{k/m}$ が正解だとわかるだろう。

例題4.4　　**図4.7** のバネ−質点系の固有角振動数を求め，小さい順に並
べよ。

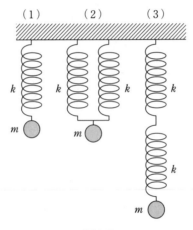

図 4.7

解 答　　（3）＜（1）＜（2）
（1）は式（4.7）そのままで $\omega_0 = \sqrt{k/m} \,\text{rad/s}$ である。
（2）は並列バネなので全体のバネ定数が $2k$ であるから $\omega_0 = \sqrt{2k/m} \,\text{rad/s}$ となる。
（3）は直列バネなので全体のバネ定数が $k/2$ であるから $\omega_0 = \sqrt{k/2m} \,\text{rad/s}$ となる。

　小さい順に並べると（3）＜（1）＜（2）となる。つまり（3）が最もゆっくりと
振動し，（2）が最も速く振動する。　　　　　　　　　　　　　　　　　　　◆

4.3.3　振動における速度と加速度

　バネの振動に関してはもう一つ，よく出題されるものがある。それは振動時のおもりの速度と加速度である。

　図4.8は一周期分のバネの振動を連続写真で撮影し，横に並べたものである。おもりの位置を線でつなぐと，サインカーブになる。図には，（A）〜（E）それぞれの位置におけるおもりの速度と加速度を合わせて示してある。

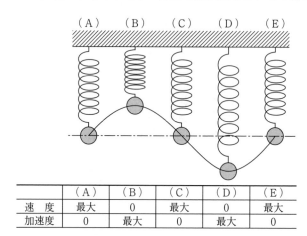

	（A）	（B）	（C）	（D）	（E）
速　度	最大	0	最大	0	最大
加速度	0	最大	0	最大	0

図4.8

　まず，速度から説明しよう。ブランコをイメージしてほしい（**図4.9**）。（B）と（D）は振れが最も大きくなった位置であり，ブランコはそこで一瞬止まる。すなわち速度は0である。また，（A），（C），（E）は最も地面に近いところを通過する位置であり，そのときの速度が最大になる。

　つぎに加速度である。$F=m\cdot\alpha$ を考えると，おもりに力が働いていな

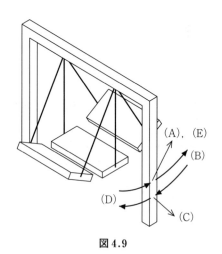

図4.9

い（$F=0$）場所では加速度が0になる。それが（A），（C），（E）で，ここは図4.6の（2）の位置，すなわちバネの伸びとおもりが釣り合って力が0になっているのである。（B），（D）ではバネの伸びまたは縮みが最大で，おもりに最も大きな力がかかっている。すなわち，この位置で加速度が最大になる。図4.8はこのままの形で試験に出るのでよく覚えておいてほしい。

4.4　摩擦のある面上での運動

図4.10のように床に置かれた質量 m の物体に力 F を加えると，物体は力の方向に加速度 α で動き出す…というのがこれまでの説明だったが，実際は床と物体の間には摩擦があるので弱い力だと動かない。加える力を徐々に大きくしていくと，あるとき物体が動き出す。このときの摩擦力を**最大静止摩擦力**という。物体が動き出した後ももちろん摩擦はあるわけで，こちらは**動摩擦力**という。最大静止摩擦力＞動摩擦力　である。例えばロッカーやタンスなどを動かすときに，動き出すまでは大きな力が必要だが，いったん動き出せばそれより弱い力でも動き続けるということは多くの人が経験しているだろう。

質量 m の物体は下向きに mg の力で床を押している。上で述べたとおり，この物体に真横から弱い力を加えても物体は動かない。加える力を徐々に大きくしていって，例えば $mg/10$ の力を加えたときに動き出したとすると，このときの静止**摩擦係数**は $1/10$ である。

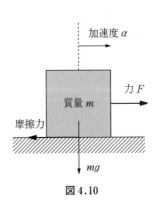

図 4.10

例題 4.5　　動摩擦係数0.2の水平な床に質量4，6，10 kgの箱 A，B，Cを**図4.11**のように並べて置き，水平に60 Nの力で箱 A を押して動かしているときに箱 C のおよその加速度〔m/s²〕はどれか。ただし，力を作用する前

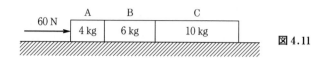

図 4.11

の加速度は 0 である。

（1）　0.2　　（2）　1　　（3）　2　　（4）　3　　（5）　6

解 答　　（2）

箱 A, B, C などというのは受験生を惑わすためのギミックで，要するに 4+6+10 = 20 kg の物体を押しているのである。下向きに $mg \fallingdotseq 200$ N の重力がかかり，動摩擦係数が 0.2 なので 200×0.2=40 N のブレーキがかかる。したがって押す力は 60−40 = 20 N となる。$F = m \cdot \alpha$ で $F = 20$ N，$m = 20$ kg であるから $\alpha = 1 \, \text{m/s}^2$ とわかる。

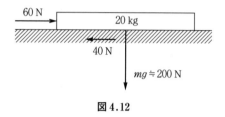

図 4.12 ◆

例題 4.6　　図 4.13 のように点 A に静止していた質量 m の物体が斜面を滑り降りた後，水平面を滑走する。区間 ABC は滑らかで，点 C より先は一様な摩擦があるとする。物体の速さの変化を表すグラフとして最も適切なものを図 4.14 の（a）〜（f）の中から選べ。

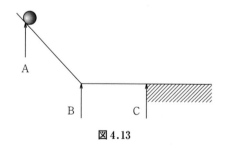

図 4.13

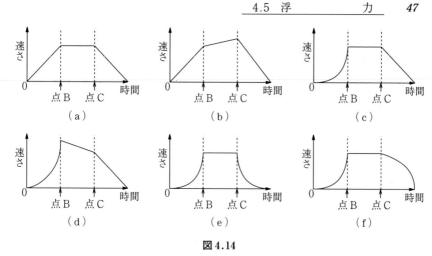

図4.14

解答　（a）

　AB 間では斜面に沿って一定の加速度が働いている。つまり速度は一定のペースで増える。この時点で答は（a）か（b）のどちらかに絞られる。BC 間は滑らかで，速度は増えも減りもせず一定である。C 以降は摩擦によって一定ペースでの減速となる。したがって，答は（a）である。　　　　　　　　　　　　　　　　　　　　　　◆

4.5　浮　　　力

　空気中または水中の物体には**浮力**が働く。ここでは水中で考えよう。水中の物体には水圧がかかるが，水圧は深いほど強くなる（**図4.15**）。左右の水圧は打ち消し合うが，上下では下面の水圧のほうが強くなり，その差圧によって上に浮かぼうとする。これが浮力である。

　浮力はその物体が押しのけた物質の重さに等しい。

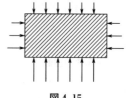

図4.15

例題 4.7   比重が ρ_0 の液体に比重 ρ_1 の物体が浮いている。このとき，液面より上部にある物体の体積を V_1，液面より下にある体積を V_2 とすると，V_1/V_2 はいくらか。

（1） $\dfrac{\rho_1}{\rho_0}$　　（2） $\dfrac{\rho_0}{\rho_1}$　　（3） $\dfrac{\rho_1}{\rho_0}-1$　　（4） $\dfrac{\rho_0}{\rho_1}-1$　　（5） $1-\dfrac{\rho_0}{\rho_1}$

解 答　　（4）

図 4.16 で物体が下向きに受ける力（沈む力）は $(V_1+V_2)\cdot\rho_1\cdot g$。
浮力はその物体が押しのけた液体の重さに等しいので $V_2\cdot\rho_0\cdot g$。
これらの力を等しいとおけばよい。

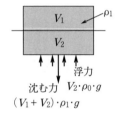

沈む力　$V_2\cdot\rho_0\cdot g$
$(V_1+V_2)\cdot\rho_1\cdot g$

図 4.16　　　　　◆

本章のまとめ

• **落下運動**

　時刻 $t=0$ で物体を落とす。

　　　落下距離　$y=gt^2/2$ 〔m〕
　　　落下速度　$y'=gt$ 〔m/s〕
　　　落下加速度 $y''=g$ 〔m/s²〕,　　ただし g は重力加速度 9.8 m/s²。

• **等速円運動**

　質量 m の物体が半径 r の円周上を速度 v で回転している。

　　　角速度 $\omega=v/r$ 〔rad/s〕
　　　加速度 $\alpha=v^2/r=r\omega^2$ 〔m/s²〕（向きは円心方向）
　　　遠心力（向心力）$F=mv^2/r=mr\omega^2$ 〔N〕

• **バネの振動**

　バネ定数 k，質量 m のバネ-質点系では

固有角振動数　$\omega_0 = \sqrt{\dfrac{k}{m}}$ 〔rad/s〕

固有振動数　　$f_0 = \dfrac{1}{2\pi}\sqrt{\dfrac{k}{m}}$ 〔Hz〕

周期　　　　　$T = \dfrac{1}{f_0}$ 〔s〕

また，振動の速度と加速度は**図1**のとおりである。

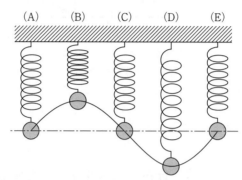

	(A)	(B)	(C)	(D)	(E)
速度	最大	0	最大	0	最大
加速度	0	最大	0	最大	0

図1

● 摩擦力

最大静止摩擦力は動摩擦力よりも大きい。

質量 m の物体に例えば $mg/10$ の力を加えたときに動き出したとすると，このときの静止摩擦係数は $1/10$ である。

浮力はその物体が押しのけた物質の重さに等しい。

5. エ ネ ル ギ ー

　通常，仕事というのは働いてお金をもらうことであるが，力学（物理学）の分野ではまったく意味が異なる。力学では仕事はエネルギーと同義であり，その定義は「力が働いて物体が移動した時に，物体の移動した向きの力と移動した距離との積」（広辞苑）である。手である物体に力を加えて物体が動いた場合，「手が物体に仕事をした」，別の言い方をすれば「手が物体にエネルギーを与えた」という。

5.1　仕事（エネルギー）の定義

　物体に大きな力を加えて遠くまで運べば，それだけ大きな仕事をした（大きなエネルギーを与えた）ことになる。

　　仕事（エネルギー）＝力〔N〕×移動距離〔m〕　　　　　　（5.1）

移動させた物体の質量や移動にかかる時間は一切関係ない。式（5.1）を見ればわかるとおり，仕事（エネルギー）の単位は N·m である。ちなみに**図 5.1**に示すように，シーソーに力を加えたときの回転力（トルク）は F〔N〕× r〔m〕であり，したがってトルクの単位も N·m である。エネルギーとトルクではその意味がまったく異なっているにもかかわらず，同じ単位になる。これで

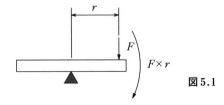

図 5.1

は混乱するので，エネルギーの単位にはJ（ジュールと読む）を使う。1 N·m
=1 Jである。JはN·mの別名だが，エネルギーのときだけに使用し，トルク
には使わない。エネルギーという言葉は社会的な単語として一般的であるが，
その単位を知っている人はほとんどいない。エネルギー（力学でいう仕事）の
単位はJ，絶対に忘れてはならない。

　実はエネルギーにはもう一つ別の単位がある。それはcal（**カロリー**）とい
う。こちらのほうはたいへん有名で，おもに食べ物の太る指標として使われて
いるようであるが，実はエネルギーの単位である。Jとcalの換算は，1 cal =
4.2 Jである。この換算は問題文の中に書かれていることが多い。

例題5.1　　　図5.2のように，質量2 kgの物体に30 Nの力を加えて5 m
動かしたとする。仕事量はいくらか。ただし，物体と床に摩擦はないものとす
る。

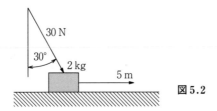

図5.2

解答　　75 J

　仕事（エネルギー）＝力〔N〕×移動距離〔m〕であるから物体の質量2 kgは関係
ない。30 N×5 m＝150 Jとしたいところだが，これは間
違いである。斜めに加えられた力のうち，横方向の力だ
けが物体を動かすのに使われる。縦方向の力は物体を床
に押しつけるだけで，物体の移動には関与しない。仕事
とは「力が働いて物体が移動した時に，物体の移動した
向きの力と移動した距離との積」である。物体の移動し
た向きの力とはこの場合，横方向の力であり，その大き
さは30 sin 30°＝15 Nである（**図5.3**）。したがって，
仕事量は15 N×5 m＝75 Jである。

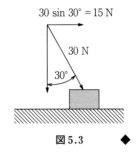

図5.3　　　◆

5.2 運動エネルギーと位置エネルギー

5.2.1 運動エネルギー

運動している物体はエネルギーを持っている。これを**運動エネルギー**という。エネルギー量は物体の質量と運動の速度に依存する。重くて速い物体が壁にぶつかると大きな衝撃を生じる。

速度 v〔m/s〕で運動している質量 m〔kg〕の物体が持つ運動エネルギー E〔J〕は以下の式となる。

$$E = \frac{1}{2}mv^2 \tag{5.2}$$

旧版ではなぜそうなるかを説明していたが，ほとんどの学生に読み飛ばされていた部分であるので本書では省略する。

速度 v は二乗で効いてくるので，速度が倍になると運動エネルギーは4倍になる。つまり時速80 km で走っている車が事故を起こすと，時速40 km の車の4倍の衝撃を生じる。スピードは控えめに，という交通標語には物理的な意味があるのである。

5.2.2 位置エネルギー

図5.4のようにあなたの頭上にボールがあるとする。このボールのヤバさはボールの質量 m と高さ h と重力で決まる。ボールがピンポン球（m が小さ

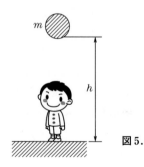

図5.4

い）だったり床にある（$h=0$）場合は怖くない。またこれが無重力空間だったら（落ちてこないので）怖くない。このヤバさが**位置エネルギー**そのものである。基準点からの高さ h〔m〕にある質量 m〔kg〕の物体が持つ位置エネルギー E〔J〕は以下の式となる。

$$E = mgh \tag{5.3}$$

運動エネルギーは目で見てわかりやすいが（なにしろ物体が動いているのだから），位置エネルギーは一見するとエネルギーがあるのだかないのだかわかりにくい。位置エネルギーは内に秘めたエネルギーだといえるだろう。そういう意味で位置エネルギーのことをポテンシャルエネルギーということもある。

ラーメン 1 杯約 600 kcal とすると，600 kcal＝2 500 kJ。体重 70 kg の人間がこのエネルギーを消費するには 2 500 000/70/9.8＝3 644 m≒3.6 km 階段を上らねばならない（実際は体内でのエネルギー消費があるので上るべき高さはもっと低くてよい）。ちなみに富士山の標高は 3 776 m。なるほどダイエットが苦しいわけである。

5.3　エネルギー保存の法則

図 5.4 のボールを落とすと mgh の h がどんどん小さくなり，位置エネルギーは失われる。その代わり，落下スピードが増えていき運動エネルギーが増加する。このとき「位置エネルギー＋運動エネルギー＝一定」というのがエネルギー保存の法則である。これを使うと前章の落下運動で扱った例題 4.2 などがより簡単に解ける。同じ問題を例題 5.2 として**エネルギー保存の法則**を使って解いてみよう。

例題 5.2　　　流速 10 m/s で鉛直上方に吹き上がる噴水のおよその到達高さ〔m〕はどれか。ただし，重力加速度は 9.8 m/s² とする。

（1）1　　（2）2　　（3）5　　（4）10　　（5）20

解 答 （3）

吹き上がる水の塊の質量を m〔kg〕，到達高さを h〔m〕としよう。

吹き上がった瞬間

位置エネルギー	$E_p = 0$
運動エネルギー	$E_k = mv^2/2 = 50\,m$
合計	$50\,m$〔J〕

最高到達点

位置エネルギー	$E_p = mgh = 10\,mh$
	（$g = 10$ で計算してよい）
運動エネルギー	$E_k = 0$
合計	$10mh$〔J〕

これらが等しいとすると $10mh = 50\,m$。したがって $h = 5$〔m〕。

ちなみに物体を上空から落とした場合，地面に激突し，何回かバウンドして最後には停止する。すなわち最初に持っていた位置エネルギーも落下時の運動エネルギーもすべて失われる。その状態になったらエネルギー保存の法則は成り立たないと思うかもしれないがそれは間違いである。最初に持っていた位置エネルギーは最終的には地面衝突時の音や熱エネルギーなどに変わり，環境中に放出される。それらも含めて，トータルのエネルギーは保存されるというのがエネルギー保存の法則の真の内容である。エネルギー保存の法則は物理学の最も基本的な法則の一つであるが，ME 2種や国家試験では，おもにここで述べた「位置エネルギー＋運動エネルギー＝一定」という形で出題される。　　　　　　　　　　　　　　　　　　　◆

5.4 仕 事 率

式（5.1）で示したとおり，仕事（エネルギー）は力〔N〕×移動距離〔m〕として定義される。**図5.6**のように，ある物体に力 F〔N〕を加えて，距離 l〔m〕だけ移動させたときの仕事が Fl〔J〕である。この仕事をA君とB君の二人にやらせたとする。二人ともきちんと仕事をやり遂げた。消費したエネルギーは二人と

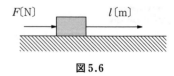

図 5.6

も同じで Fl〔J〕である。では二人に同じ給料を払うべきか。いや，それは早計である。A君はこの仕事を10秒でやり終えた。B君は30秒かかった。A君のほうが3倍仕事が速い。ここはA君のほうに高い給料を払うべきだろう。これを**仕事率**という。まさに仕事の効率である。仕事率は仕事量〔J〕をかかった時間〔秒〕で割ったもので定義される。

$$仕事率 = \frac{仕事〔J〕}{かかった時間〔S〕} \tag{5.4}$$

仕事率とは1秒間に行う仕事の量ということができる。仕事率の単位は J/s である。例によって別名があり W（ワット）という。仕事の単位 J の知名度は限りなく0に近いが，仕事率の単位 W は非常に有名である。中には W をエネルギーの単位だと思っている人もいるが，間違いである。W は日常ではおもに電力に関連した言葉として使われているが，別に電気に限った単位ではない。例えば 5.5 kg の物体を2秒で 1.5 m 持ち上げた場合，仕事は $mgh = 5.5 \times 9.8 \times 1.5 = 80.85$ J で仕事率は $80.85 / 2 = 40.425$ W である。40 W の蛍光灯を2秒つけていると 5.5 kg の物体を 1.5 m 持ち上げるのにほぼ相当するエネルギーを消費するわけである。

図5.7のような電気回路を考えよう。抵抗 R〔Ω〕には E〔V〕の電圧がかかり I〔A〕の電流が流れている。このとき抵抗での消費電力が IE〔W〕であることは電気の授業で習ったであろう。電力とは仕事率のことだったのである。

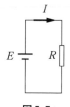

図5.7

例題5.3 **図5.8**のように水の中の抵抗に電流を流す。抵抗を 5 Ω，電源を 10 V，水の量を 100 g としたとき，水の温度を 10 ℃上昇させるのに何分かかるか。ただし水の比熱を 4.2 J/(g・℃) とする。

解　答 3分30秒
水の比熱が 4.2 J/(g・℃) というのは，水1g を1℃温度上昇させるのに 4.2 J のエネルギーが必要だということである。したがって 100 g の水の温度を 10 ℃上昇させるには 4.2 J/(g・℃) × 100 g × 10 ℃ = 4 200 J のエネルギーが必要になる。

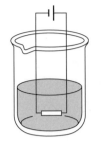

図5.8

　流れる電流は $10\,\text{V}/5\,\Omega = 2\,\text{A}$。抵抗で消費される電力は $10\,\text{V} \times 2\,\text{A} = 20\,\text{W}$。つまりこの抵抗は1秒間に $20\,\text{J}$ のエネルギーを放出する。これが $4\,200\,\text{J}$ に達すればよいわけで, かかる時間は $4\,200/20 = 210$ 秒 $= 3$ 分 30 秒。　　　　　　　　◆

　ME2種や国家試験では, 特に「機械力学」や「電気回路」などとカテゴライズされて出題されるわけではない。例題5.3のように分野にまたがった問題も多いので総合的な学習と理解が必要である。

本章のまとめ

- 仕事（エネルギー）〔J〕=力〔N〕×移動距離〔m〕
- 運動エネルギー：質量 m〔kg〕の物体が速度 v〔m/s〕で運動しているときのエネルギー $= mv^2/2$〔J〕
- 位置エネルギー：質量 m〔kg〕の物体が高さ h〔m〕にあるときのエネルギー $= mgh$〔J〕
- **エネルギー保存の法則**
  エネルギーの形態は移り変わるが, 総量は一定。

$$mgh + \frac{mv^2}{2} = 一定$$

- **仕事率**
  1秒間に行う仕事の量

$$仕事率〔W〕 = \frac{仕事〔J〕}{かかった時間〔s〕}$$

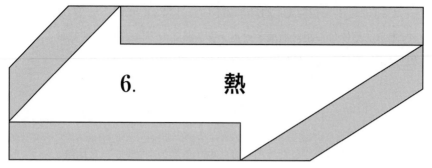

6. 熱

本章では熱エネルギーについて取り上げる。話題は温度，熱エネルギー，比熱，熱の移動，体組織の熱輸送などである。

6.1 温　　　　度

ここでは温度の単位について説明する。温度の単位としてわれわれが日常的に使っているのは℃ である。正式名称はセルシウス温度（摂氏）という（ME 2種や国家試験的には覚えなくてもよいが常識としては知っておきたい言葉である）。これは水の凍る温度を 0 ℃，（1気圧で）水が沸騰する温度を 100 ℃とし，その間を百等分したものである。セルシウス温度の基準である水は人間にとってなじみ深いという理由で選ばれたわけで，そうしなければならない物理的な理由があるわけではない。実際，アメリカ合衆国などではこれとは違う基準の温度単位が使われており（華氏，℉で表す），アメリカに旅行して天気予報などを見て，「今日の予想最高気温は 60 度（60℉）」などといわれても暑いのか寒いのかさっぱりわからない（ちなみに華氏 60 度（60℉）＝摂氏 15.6 度（15.6℃）である）。

　熱いものは（熱）エネルギーを持っている。物体を冷やすとエネルギーを失っていく。どんどん冷やしていくとついにはエネルギーが 0 になる状態がやってくる。このときの温度は−273.15℃で，物理的にはこの温度を 0 としたほうが合理的である。これを**絶対温度**という。絶対温度の単位は K（ケルビン）で SI 基本単位である。絶対温度の刻み幅はセルシウス温度と同じで，0 K

$= -273\,℃$，$1\,\text{K} = -272\,℃$，$2\,\text{K} = -271\,℃$，$\cdots$，$273\,\text{K} = 0\,℃$，$\cdots$，$300\,\text{K} = 27\,℃$，$\cdots$である。正確には絶対温度とセルシウス温度の差は 273.15 度であるが，小数点以下は四捨五入して $0\,\text{K} = -273\,℃$ と覚えて差し支えない。

6.2 比   熱

物質 $1\,\text{kg}$ の温度を $1\,\text{K}$ だけ高めるために必要なエネルギーを**比熱**という。K と℃の刻みは同じであるから，温度を $1\,℃$ だけ高める，といってもよい。比熱の単位は $\text{J}/(\text{kg·K})$（または $\text{J}/(\text{kg·}℃)$）である。しかし $1\,\text{kg}$ だと大きすぎるので代わりに $1\,\text{g}$ を使うことが多い。またエネルギーとして J ではなく cal を使うことも一般的である。水の比熱は $4.2\,\text{J}/(\text{g·K}) = 1\,\text{cal}/(\text{g·K})$ である。

$1\,\text{g}$ の水の温度を $1\,℃$ 上昇させるのに必要なエネルギーは $4.2×1×1\,\text{J}$ である。

$2\,\text{g}$ の水の温度を $1\,℃$ 上昇させるのに必要なエネルギーは $4.2×2×1\,\text{J}$ である。

$2\,\text{g}$ の水の温度を $3\,℃$ 上昇させるのに必要なエネルギーは $4.2×2×3\,\text{J}$ である。

つまり熱のエネルギーは 比熱×質量×上昇温度 で計算できる。

6.3 熱エネルギー

熱エネルギーに関しては，こまごま説明するより，例題をやってみたほうが早い。熱エネルギーはおもにつぎのような問題として出題される。

例題6.1 $30\,℃$，$100\,\text{g}$ の水に $10\,℃$ の水を加えたら全体が $15\,℃$ になった。$10\,℃$ の水の質量を求めよ。

解答 $300\,\text{g}$

水の比熱が $1\,\text{cal}/(\text{g·}℃)$ とわかっているとしよう。解き方にはパターンがある。

① 問題文を図にしてみる（**図6.1**）。

② $0\,℃$ を基準とした熱エネルギーを考える。例えば A では $0\,℃$，$100\,\text{g}$ の水が $30\,℃$，

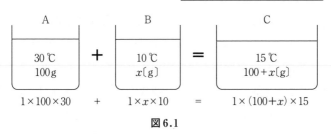

図 6.1

100 g になったと考える。A が持っている熱エネルギーは 1 cal／(g·℃)×100 g×30 ℃＝3 000 cal となる。同様に B では 1×x×10，C では 1×(100＋x)×15 となる。

③ あとは図のとおり A＋B＝C として方程式を解けば x＝300 g が得られる。　　◆

6.4　熱　の　移　動

熱は高いほうから低いほうへと流れる。熱の伝わり方には 3 種類ある。どれも身近な現象である。

6.4.1　熱　　伝　　導

図 6.2 のように，鉄の棒の一端を手で持って，もう一端を火であぶる。すると熱が伝わってきてそのうち手では持てなくなる。こういう熱の伝わり方を**熱伝導**または単に伝導という。

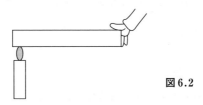

図 6.2

手で持っているものが鉄棒であれば熱はどんどん伝わるが，もし木の棒であれば熱の伝わり方が悪く，先端が燃えても手で持っていられる。つまり，物質の種類によって熱の伝えやすさが異なっている。熱の伝えやすさを**熱伝導率**と

いう。単位は J/(m·s·K) で，1 m の間に 1 K の温度差があるときに 1 秒間に伝わる熱量〔J〕という意味になる。J/s は W なので，これは W/(m·K) とも書ける。また，K は温度差を表しているが K で測った温度差と℃で測った温度差は同じなので J/(m·s·℃) または W/(m·℃) とも書ける。問題文でどのように書いてあっても意味は同じなので，気にする必要はない。一般的な金属の場合，熱伝導率は高い順に銀，銅，金，…となる。ガラスやプラスチック，気体や液体は金属より熱伝導率が低い。もちろん例外はあるが，試験対策としては銀，銅，金の順番を覚えておけば間違いない。バイクのエンジンやパソコンの CPU の冷却用などにはアルミニウムのフィンが使われ，科学機器の冷却には銅の網線が使われることが多いが，冷却効率でいえば銀のほうがよい。そうしないのはコストと強度の問題で，銀などを使ったらバイクの重量はいまより重くなり，値段は馬鹿高くなってしまう。

　公園の鉄棒に触ると冷たく感じるが，木に触っても冷たくない。鉄棒も木も温度は気温とほぼ同じはずであるのに，なぜ触ったときの感じ方が違うのだろうか。鉄は木よりも熱伝導率が高く，手の熱がどんどん鉄棒のほうに流れていくので冷たく感じるのである。

　生体関連の熱伝導率の大小はつぎのとおりである。

　　　水 ＞ 筋肉 ＞ 脂肪 ＞ 空気

具体的な数値は試験には必要ない。このままの形で試験に出ることもあれば，断熱効果という聞かれ方をする場合もある。その時は順番が逆になり，水＜筋肉＜脂肪＜空気である。

6.4.2 対　　　　流

　暖められた空気は軽くなり，上のほうに移動する。伝導のように熱そのものが移動するわけではなく，熱を持った物体が移動するわけであるが，これも熱の移動の一つと考えることができ，こういう熱の伝わり方を**対流**という。部屋の温度が床付近は低く天井付近が高いのは空気の対流による。ちなみに無重力下では対流は生じない。暖められた空気は軽くなり，と書いたが，無重力下で

は軽いも重いもないからである。

6.4.3　放　　　　射

　熱伝導や対流の場合，熱を伝えるのに物質が介在している。逆にいうと，物質のない，例えば宇宙空間では熱伝導や対流は起こらない。それでも太陽の熱は地球に届いている。これは太陽から発せられた光（電磁波）が熱を伝えているからであり，こういう熱の伝わり方を**放射**という。ストーブに手をかざしたときに感じる暖かさ（熱さ）はストーブからの熱放射である。遠赤外線は生体組織に効率よく吸収されるため加熱器具として利用できる。フライパンで肉を焼くときの熱の伝わり方は熱伝導であるが，肉の熱伝導率は低く，外は焦げ焦げ，中は生焼けということが起きる。遠赤外線調理器を使えば中までしっかりと熱を通すことができる。

6.4.4　熱 伝 導 の 式

　図6.3のように長さ Δx〔m〕，断面積 A〔m²〕，熱伝導率 k〔J/(m·s·℃)〕の材料の両端に温度差 $\Delta \theta$〔℃〕があるとき，t 秒間に流れる熱量 Q〔J〕は次式のとおりである。

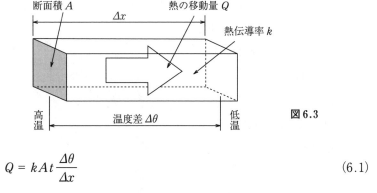

断面積 A　　　　熱の移動量 Q

Δx

熱伝導率 k

高温　　　温度差 $\Delta \theta$　　　低温

図6.3

$$Q = kAt\frac{\Delta \theta}{\Delta x} \tag{6.1}$$

このようになる理屈は特に難しくはない。

- 熱伝導率 k が大きいほど熱が流れる（比例）。

- 断面積 A が大きいほど熱が流れる（比例）。

- 時間 t が大きいほど熱が流れる（比例）。

- 温度差 $\Delta\theta$ が大きいほど熱が流れる（比例）。

- 長さ Δx が大きいほど熱が流れない（反比例）。

$\Delta\theta/\Delta x$ は**温度勾配**と呼ばれる。**図6.4**（a）と（b）の坂は高さは同じだが勾配が違う。図（a）の勾配は h/x_1，図（b）の勾配は h/x_2 で，$h/x_1 > h/x_2$ である。この坂を流れる水は図（a）のほうが激しい。流れる水量は勾配に比例する。熱の場合は流れる熱量が温度勾配に比例しているのである。

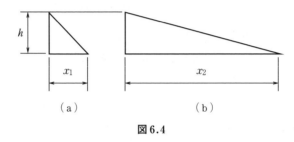

（a）   （b）

図6.4

例題 6.2   **図6.5**のように切り口の断面積が S，長さ Δx の材料がある。片面の温度が θ_1，反対側の面の温度が θ_2 のとき，時間 T の間に流れる熱量を Q とする。つぎのうち，Q についての説明で誤っているものはどれか。ただし，材料の熱伝導度を k とし，熱は材料の切り口から他の切り口へと流れ，これ以外には逃げないものとする。

（1）　Q は k に比例する。

（2）　Q は Δx に比例する。

（3）　Q は S に比例する。

（4）　Q は T に比例する。

（5）　Q は $(\theta_1 - \theta_2)$ に比例する。

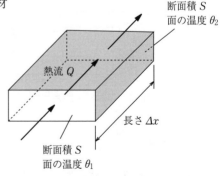

断面積 S
面の温度 θ_2

熱流 Q

長さ Δx

断面積 S
面の温度 θ_1

図6.5

解答 （2）

正しくは「Q と Δx は反比例する」。　　　　　　　　　　◆

6.4.5　体組織での熱輸送

　生体が消費するエネルギーのうち力学的，電気化学的に有効に利用されるのは全体の30％程度で，残りは熱となる。5章でラーメン1杯を食べると富士山に登れるようなことを書いたが，実際は1/3も登れないわけである。熱の産生部位は安静時は筋肉で20％，呼吸および循環器系で10％，脳で20％，内臓で50％といわれる。ただし，運動時には熱産生の80％を筋肉が担う。スポーツのあとに使うコールドスプレーはこのためにあるのである。

　体内で発生した熱は体温維持に使われるが，過剰に熱が産生されると外界に放出しなければならない。内臓は体の内部にあるので，内臓で産生された熱を外まで運ぶのはたいへんである。生体軟組織の主成分は水であるが，水の熱伝導率は低く（空気よりは高い），そのままでは熱が体内にこもって熱中症になってしまう。体内からの熱輸送で主役を演じるのは血液である。風邪で熱が出たとき，水枕をしたり額に濡れタオルを置いたりするが，体温を下げるには本当は脇の下などの太い血管が通っている部分を冷やしたほうがよいという話を聞いたことがないだろうか。熱は血液によって体内から体表面に運ばれ，外界に放出される。その放出のされ方は放射（輻射）が2/3（遠赤外線），蒸散（発汗，不感蒸泄）が1/4，伝導・対流が1/10程度であるといわれている（常温安静時の場合，運動時には蒸散が増える）。

　蒸散とは，汗をかいてその気化熱で体を冷やしたり，息を吐いたときに熱も一緒に放出するというものである。

本章のまとめ

● 絶対温度

　0 K = −273 ℃,　　　273 K = 0 ℃,　　　300 K = 27 ℃

● 比熱

　物質 1 kg の温度を 1 ℃（1 K）だけ高めるために必要なエネルギー。

　ただし 1 kg は大きいので 1 g がよく使われる。

　水の比熱は 4.2 J/(g·℃) = 1 cal/(g·℃)。

　熱のエネルギーは 比熱×質量×上昇温度 で計算できる。

● 熱エネルギー問題は 0 ℃基準で考える。

● 熱の移動

　熱伝導, 対流, 放射

● 熱伝導の式

　下図のように, 長さ Δx 〔m〕, 断面積 A 〔m^2〕, 熱伝導率 k 〔J/(m·s·℃)〕
　の材料の両端に温度差 $\Delta\theta$ 〔℃〕があるとき, t 秒間に流れる熱量 Q 〔J〕は

$$Q = kAt\frac{\Delta\theta}{\Delta x}$$

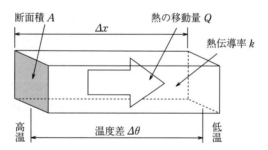

● 体組織の熱輸送

　体内でのおもな熱発生源は安静状態で内臓, 運動状態で筋肉。

　体内からの熱輸送で主役を演じるのは血液。

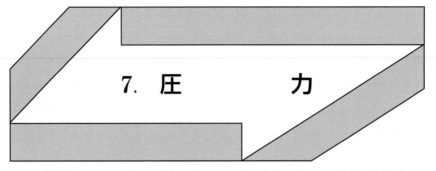

7. 圧　　　力

　広辞苑によると圧力とは「おさえつける力，すなわち二つの物体が接触面で，または物体内の二つの部分が面の両側で垂直におしあう力。単位面積に働く力でその大きさを表す」である。圧力に関する問題は ME 2 種や国家試験で最頻出問題である。しかし心配はいらない。出題パターンは決まっている。

7.1　圧　力　の　定　義

7.1.1　圧　力　の　単　位

　広辞苑の定義にあるように，圧力は単位面積に働く力なので，式で表すとつぎのようになる。

$$\text{圧力} = \frac{\text{力}}{\text{面積}} \tag{7.1}$$

力の単位は N，面積の単位は m^2 であり，したがって圧力の単位は $N/m^2 = Pa$ である。圧力は応力と似ている。実際，式（7.1）は式（2.1）と同じだし，単位も同じである。しかし圧力と応力は異なった量である。応力は面に垂直に生じるだけでなく平行に働く場合もある（ずり応力）が，圧力はつねに面に垂直に働く。応力は物体内部にも生じるが，圧力は面に働く（正しくは物体内部でも圧力は定義できる）。応力はテンソルであるが，圧力はスカラーである。まあ，あまり気にして悩む必要はない。それよりも重要なのは圧力の単位とその変換である。圧力の単位は上に述べたとおり Pa であるが，実はそれ以外の単位も現場で多く使われている。臨床工学技士として最も重要なのは mmHg と

いう単位である。血圧について上が120，下が80などというが，その単位は
PaではなくmmHgなのである。120 mmHgをPaで表すと15 998.64 Paであ
るが，医療現場の血圧の単位をPaに統一などしたら，医師も看護師も，そし
て患者自身も，その血圧が高いのか低いのかさっぱりわからなくなってしまい
大混乱になるだろう。圧力はPa以外にもいろいろな単位があり，その変換が
試験に出る。以下に，おもな単位とその成り立ち，そしてその変換表を示そ
う。

Pa：　パスカル。SI単位で表した圧力の単位。N/m^2。面積 $1\,m^2$ に $1\,N$ の
力がかかったときの圧力が $1\,Pa$。

mmHg：　ミリメートルエイチジー。mmは長さ，Hgは水銀のこと。**図7.1**
のようなコップに高さ h〔mm〕まで水銀を入れる。このとき，コップの底が
受ける圧力が h〔mmHg〕である。ちなみにコップの太さは関係ない。その理
由を説明しよう。コップの底面積を A とする。すると水銀の体積は Ah（底面
積×高さ）となる。水銀の密度（単位当りの重さ）を ρ とすると，水銀の重
量は ρAh。面積 A にこれだけの力がかかっているので圧力は $\rho Ah/A = \rho h$。
底面積 A が消えてしまって，圧力は高さ h と密度 ρ だけで決まる。mmHgの
mmは高さ，Hgは密度として水銀の値を使っていますよ，という意味なので
ある。ちなみに，水銀の密度は $13.6\,g/cm^3$ で水の13.6倍である。

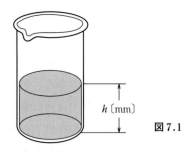

h〔mm〕

図7.1

mmH₂O：　ミリメートルエイチツーオー。水銀Hgではなく水H₂Oを使う。
図7.1のコップの中の液体が水の場合，コップの底が受ける圧力が h〔mmH₂O〕
である。

Torr:　トールまたはトル。mmHg と同じ。1 Torr = 1 mmHg。mmHg がお もに液体の圧力に対して使われるのに対し，Torr は気体の圧力（特に真空用） に対して使われる。以前は論文などでも使われていたが，現在はほとんど使わ れない。しかし試験には出ることがある。

kgf/cm^2:　キログラムエフパー平方センチ。1 Pa は面積 1 m^2 に 1 N（100 gf 程度）の力がかかったときの圧力であり，われわれの感覚とはかけ離れて 小さい。1 kgf/cm^2 は面積 1 cm^2（指先程度）に 1 kgf の力がかかったときの圧 力であり，イメージしやすい。

atm:　アトム。気圧のこと。われわれは 1 気圧の中で生活しているが，1 気圧 = 1atm である。

hPa:　ヘクトパスカル。頭の h（ヘクト）は c（センチ，1/100 のこと）, m（ミリ，1/1 000 のこと），k（キロ，1 000 倍のこと）などと同じ SI 接頭辞 で，意味は 100 倍。1 hPa = 100 Pa である。農地などの面積の単位でヘクター ル〔ha〕というのがあるが，これも 1 ha = 100 a（アール）である。

7.1.2　圧力の単位変換

さて ME 2 種や国家試験では，圧力の単位の変換問題が出る。その変換表を 示そう。

表 7.1 を見ると，例えば 1 気圧 = 101 300 Pa であることがわかる。hPa で表 すときは 1/100 にすればよいので（100 倍ではないことに注意）1 013 hPa と なる。これより値が小さいと低気圧ということになる。今度，天気予報をよく

表 7.1

Pa	mmHg Torr	mmH$_2$O	kgf/cm^2	atm（気圧）
1	7.5×10^{-3}	0.1	10×10^{-6}	9.87×10^{-6}
133.32	1	13.6	1.36×10^{-3}	1.3×10^{-3}
9.8	73.56×10^{-3}	1	0.1×10^{-3}	96.8×10^{-6}
98×10^3	735.6	10×10^3	1	0.968
101.3×10^3	760	10.33×10^3	1.033	1

聞いてみるとよい。特に台風が来たときなど，「中心気圧 960 hPa の強い台風が勢力を増しながら…」などといっている。

圧力の変換問題に対応するには表7.1を覚えておかなくてはならない。しかしそんなことは不可能だと思ったあなたは，とりあえずつぎの式を覚えておけばよい（というか，絶対覚えること）。

$$1\ \mathbf{kgf/cm^2} \fallingdotseq 1\ \mathbf{atm} \fallingdotseq 760\ \mathbf{mmHg} \fallingdotseq 1\ 万\ \mathbf{mmH_2O} \fallingdotseq 10\ 万\ \mathbf{Pa}$$

$$(7.2)$$

かなり大雑把であるが，試験にはこれで十分に対応可能である。つぎの例題でこの式の使い方を説明しよう。

例題 7.1　血圧 100 mmHg を kPa に換算した場合の値はどれか。

（1）0.133　（2）1.33　（3）13.3　（4）133　（5）1 330

解 答　（3）

式（7.2）から必要な部分だけ抜き出すと 760 mmHg $\fallingdotseq$ 10 万 Pa。そしてつぎのような呪文を唱えながら式を書く。

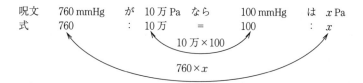

このように書くと，式の外側のかけ算（760×x）と内側のかけ算（10 万×100）の値が等しくなるという性質がある。したがって 760 x＝10 000 000，x＝13 157.9 Pa $\fallingdotseq$ 13.2 kPa。この計算は工夫次第で少し楽ができる。

$$x = \frac{10\ 000\ 000}{760}\ \text{Pa} = \frac{10\ 000}{760}\ \text{kPa} = \frac{1\ 000}{76}\ \text{kPa}$$

つまり x は 1 000/76 なのであるが，この値は 10（＝760/76）より大きく 20（＝1 520/76）より小さい。すると（3）しかない。

式（7.2）は＝（完全に等しい）ではなく $\fallingdotseq$（だいたい等しい）なので，正確な値は出せない。しかしこの例でわかるようにそれで十分なのである。　◆

例題7.2   100 mmHg の圧力が 100 cm² の面に加えられたとき，この面に加わる荷重は何 kg 重になるか。

（1）1.36　　（2）7.60　　（3）10.00　　（4）13.60　　（5）76.00

解 答　（4）

圧力〔Pa〕＝力〔N〕/面積〔m²〕であるから圧力と面積がわかれば力が計算できる。ただし単位には注意が必要である。圧力は前問から 10 000 000/760 Pa，面積は 100 cm²＝1/100 m² である。したがって力〔N〕は（10 000 000/760）×（1/100）＝10 000/76 N。1 N はほぼ 0.1 kg 重であるから答は 1 000/76 kg 重。前問と同様に考えて，この値は 10 より大きく 20 より小さい。　　　　　　　　　　◆

7.2　ボイル・シャルルの法則

ME 2 種と国家試験における最頻出問題といっても過言ではない。エネルギーなどと絡めて出題されることもある。しっかり理解しよう！

図7.2 のようなシリンダーとピストンの組み合わせがある。シリンダーの体積は V〔m³〕で，中には絶対温度 T〔K〕，圧力 P〔Pa〕の気体が入っている。ピストンは摩擦なくなめらかに動くとする。ピストンを引っ張って体積 V を 2 倍にすると圧力 P は半分になる。温度が一定なら $PV=$ 一定になる。すなわち P と V は反比例するというのが**ボイルの法則**である。

気体の温度を上げていけば気体は膨張して体積が増え，ピストンは右に動く。温度 T が 2 倍になれば体積 V も 2 倍になる。圧力が一定なら $V/T=$ 一

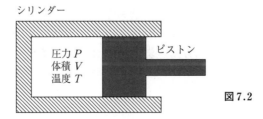

シリンダー

圧力 P
体積 V
温度 T

ピストン

図7.2

定になる。すなわち V と T は比例するというのが**シャルルの法則**である。

ボイル・シャルルの法則とはこれらをまとめたもので，式にするとつぎのようになる。

$$PV = nRT \tag{7.3}$$

n は気体のモル数である。ピストンを押し込むときシリンダーから気体が漏れたらボイル・シャルルの法則は成立しない。そういうことはナシ！というのが式（7.3）に n が含まれている理由である。

R は比例定数で，その名も気体定数という。気体定数は気体の種類によらず一定でありその値は $8.314\,\mathrm{J/mol \cdot K}$ であるが数字を覚える必要はない。

式（7.3）を使って解く問題は頻出されるが，解き方にはパターンがある。例を見て具体的な解き方を学んでみよう。

例題7.3   図 7.3 のようにシリンダー内の気体の圧力 P，絶対温度 T，容積 V が与えられている。シリンダー内をヒータによって加熱して絶対温度が $400\,\mathrm{K}$，圧力が $20\,\mathrm{atm}$ になったときの容積 $[l]$ はどれか。

（1）0.05   （2）0.12   （3）0.20   （4）0.45   （5）0.67

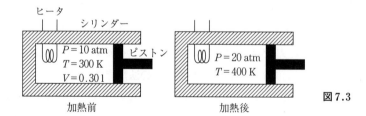

加熱前   加熱後   図 7.3

解 答   （3）

$PV = nRT$ を使って解くのだが，この式が成り立つのは圧力 P を Pa，体積 V を m^3 で測ったときである。問題では圧力は気圧 $[\mathrm{atm}]$，体積は l なので，まずはこれを変換しなければならない…のだが，実はそのまま気圧と l を使ってよい。その理由は簡単なので，各自考えてもらうことにしよう。ただし，温度だけは℃から K に直す必要がある。

この手の問題の解き方は決まっていて，何かをする（たいていは加熱）前とした後の $PV=nRT$ を作って比べてみるというのが黄金パターンである。加熱後の体積を V〔l〕とすると

    加熱前： $10 \times 0.3 = nR \times 300$ …①
    加熱後： $20 \times V = nR \times 400$ …②

①から $nR=0.01$ となり，これを②に代入すると $V=0.2$ を得る。

本当はこの問題において $nR=0.01$ ではない。圧力の単位も体積の単位も違っているからである。しかし加熱前後で nR が一定値と読み替えれば上のような解き方をしてもよいわけである。

この問題では加熱後の容積そのものを聞かれたが，例えば「容積は何倍になるか」という聞かれ方をすることもある。その場合は，$0.3 l$ が $0.2 l$ になったのだから 0.67 倍で（5）が答ということになる。　　　　　　　　　　　　　　　◆

例題 7.4　　　変形しない容器に空気を密封し 27℃から 57℃に加熱したときの圧力の変化はどれか。

（1）0.9 倍　　（2）1.1 倍　（3）1.5 倍　（4）1.8 倍　　（5）2.1 倍

解答　（2）

変形しない容器ということは，加熱前後で空気の体積 V は同じである。温度は 27℃ $= 300$ K，57℃ $= 330$ K である。

    加熱前：$P_前 V = nR \times 300$
    加熱後：$P_後 V = nR \times 330$

したがって $P_後／P_前 = 1.1$ となる。　　　　　　　　　　　　　　◆

7.3　パスカルの原理

密閉容器中の流体の圧力は容器のどこでも同じであるというもの。**図7.4**で説明しよう。

大小二つのドラム缶があり，適当な場所でつながっている。小さいドラム缶の断面積を A_A，大きいドラム缶の断面積を A_B とする。それぞれのドラム缶に蓋をして密閉する。さて小さいドラム缶の蓋に力 F_A を加えると圧力 $P=$

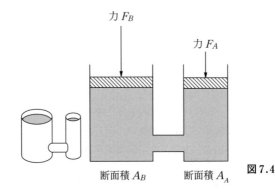

力 F_B

力 F_A

断面積 A_B 断面積 A_A 図7.4

F_A/A_A が発生する。パスカルの原理によると，この圧力 P は容器のどこでも同じである。ということは大きいドラム缶の蓋にも圧力 P が働くということである。このとき大きいドラム缶の蓋に働く力は $F_B=PA_B=(F_A/A_A)\cdot A_B$ である。A_A より A_B のほうが大きいので A_B/A_A は1より大きくなる。それを踏まえてもう一度 $F_B=(A_B/A_A)\cdot F_A$ を見ると F_A より F_B のほうが大きくなることがわかる。力 F_A を入力，力 F_B を出力と考えると，入力が増幅されていることになる。要するに流体を使ったテコのようなものである。パスカルの原理を式の形で整理するとつぎのようになる。

$$\frac{F_A}{A_A}=\frac{F_B}{A_B} \tag{7.4}$$

ちなみにドラム缶同士のつなぎ方はどうでもよい。図7.4はもちろん**図7.5**でもパスカルの原理は成立するし，接続のホースがぐるぐる巻きでも OK である。

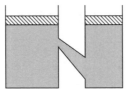

図7.5

パスカルの原理は日常のいろいろな場面で使われている。例えば自動車のブレーキがその例である。時速100 km で走る重量1トンの物体を足の力だけで止めるというのは尋常なことではない。パスカルの原理を使って足の力を増幅

しなければできないことである。

例題 7.5 　　図7.6のように断面積が異なる2本のピストン管（$A_A <$ A_B）をつなぎ，中に水を満たしてピストンAを力 F_A で押した。つぎの文章のうち，正しいものを選べ。

（1）　ピストン管Aの中の圧力よりピストン管Bの中の圧力のほうが大きい。

（2）　ピストン管Aとピストン管Bをつなぐ管の中の圧力は0である。

（3）　圧力はピストン管の壁やピストン管をつなぐ管の壁には作用しない。

（4）　ピストンBに出てくる力 F_B はピストンAを押す力 F_A より大きい。

（5）　ピストンAとピストンBの移動量は同じである。

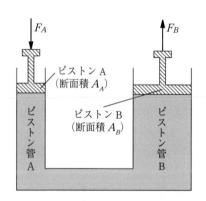

図7.6

解答　　（4）

（1）　誤：Aの中の圧力とBの中の圧力は同じである。パスカルの原理そのものである。

（2）　誤：AとBをつなぐ管にも同じ圧力が生じている。

（3）　誤：すべての壁に同じ圧力が生じている。

（4）　正：F_B は F_A の A_B / A_A 倍になる。

（5）　誤：ピストンAの移動量のほうが大きい。　　　　　　　　　　　　　◆

┌─────────────────────────────┐
│   **本章のまとめ**   │
└─────────────────────────────┘

- **圧力の単位換算**

  $1\,\mathrm{kgf/cm^2} \fallingdotseq 1\,\mathrm{atm} \fallingdotseq 760\,\mathrm{mmHg} \fallingdotseq 1\,万\,\mathrm{mmH_2O} \fallingdotseq 10\,万\,\mathrm{Pa}$

- **ボイル・シャルルの法則**（**図1**）

  $PV = nRT$

  必ず，加熱するとかピストンを動かすなどの操作が加えられるので，操作前と操作後で $PV = nRT$ の式を作って比較することで答が得られる。

シリンダー

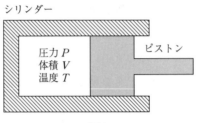

図1

- **パスカルの原理**（**図2**）

  $$\frac{F_A}{A_A} = \frac{F_B}{A_B}$$

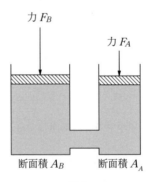

図2

8. 流体力学

4章で物体に力が働いたときの運動について説明した。特に断らなかったが，そのときの物体とは固体のことであった。本章では対象を流体（液体，気体）とする。このような学問分野を流体力学という。

本章で取り扱う内容は理想流体，流線，連続の式，ベルヌーイの定理，レイノルズ数（層流と乱流），ポアズイユの式，血流などである。

8.1 理 想 流 体

3章でニュートン流体と非ニュートン流体が出てきたのを覚えているだろうか。ニュートン流体と非ニュートン流体はどちらも粘性を持つ流体である。

$$\text{ずり応力}\,\tau = \text{粘度}\,\mu \times \text{ずり速度}\,\frac{\partial u}{\partial y}$$

上の式が成り立つ流体をニュートン流体と呼び，成り立たない流体を非ニュートン流体と呼ぶのであった。

本章では新たに理想流体というものが登場する。**理想流体**とは粘性を持たない流体（粘度 0）のことである。そのような流体は超流動状態の液体ヘリウムというような非常に特殊なものしか存在しないのだが，理論上，粘度 0 を仮定すると都合がいい（式が簡単になる）場合が多い。水飴などの粘度の高い（どろどろの）液体には適用できないが，水などの粘度の低い（さらさらの）液体を取り扱う場合，理想流体と仮定して理論式を作ることがある。理想流体は別名，**完全流体**ともいう。

8.2 流　　　線

　管の中を流体が流れている。ある一点に注目して，そこを通る流体が，その後どのように流れていくかを観察してみたのが**図8.1**である。こういうのを**流線**という。流体が気体（空気など）の場合は，管内に線香を立ててその煙の様子を観察すれば流線がわかる。流体が液体（水など）の場合は，一点にインクなどを垂らせばよい。また，ごく軽いアルミニウムの粉などを水とともに流し，その移動の様子を観察するというのもよい方法である。

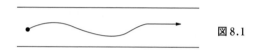

図8.1

8.3 連 続 の 式

　水のような非圧縮性流体（圧力を加えても体積が変わらない流体）と空気のような圧縮性流体では少々話が違ってくるが，ここでは非圧縮性流体について考える。**図8.2**のように途中で太さが変わる管の中を水が流れている。太いほうの断面積を A 〔m²〕，平均流速を v_A 〔m/s〕，細いほうの断面積を B 〔m²〕，平均流速を v_B 〔m/s〕とすると**連続の式**はつぎのように書ける。

$$A\,v_A = B\,v_B \tag{8.1}$$

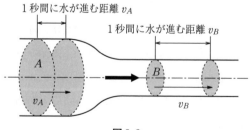

図8.2

　式の意味は簡単で，太い管を通る水も細い管を通る水も，流量は同じということである。もし細いほうの流量が少なければ水はどこかに漏れ出していることになるし，逆に細いほうの流量が多ければどこからか水が湧き出していることになる。そんなことはないというのが連続の式である。

　太いほうの流速が v_A〔m/s〕ということは，水は1秒間に v_A〔m〕だけ進むわけである。つまり，流量（1秒間に流れる量）は Av_A〔m³〕である。細いほうも同じだけ流れてくれないとおかしいわけで，それをイコールでつないだのが式 (8.1) である。

　式 (8.1) を見てみよう。$A > B$ だからイコールが成り立つためには $v_A < v_B$ のはずで，つまり流路が細くなると，流速が増すわけである。ホースで水まきをするときに，そのままだと水がドボドボ出るだけだが，ホースの先っぽをつまんで細くすると，流速が増してピューっと出てくるというのは日常で経験することである。また，川幅が広いときは流れがゆったりしており，川幅が狭くなると急流になるのも連続の式で説明できる。

8.4　ベルヌーイの定理

　ベルヌーイの定理は流体のエネルギー保存の法則といってもよい。この定理が成立するためには流体が非粘性流体，すなわち理想流体（完全流体）であることが必要である。また，この定理は流線に沿って成立する。

　以下では簡単のために流体として水を考えよう。流れている水は運動エネルギーを持っている。石が川に流されるのはその例である。また，高い位置にある水は位置エネルギーを持っている。水力発電は水の位置エネルギーを利用している。さらに水は圧力というエネルギーを持っていると考えることができる。**図 8.3** のように風船の中に水が入っているとする。この水は動いていないので運動エネルギーは持っていない。また，高い位置にあるわけでもないので位置エネルギーも 0 である。しかし，この風船を針で突っつけば破裂し周囲に水が飛び散る。それだけのエネルギーを圧力という形で内部に秘めていたわ

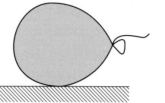

図8.3

けである。この場合の圧力を静かな圧力，すなわち静圧という。

　これらを全部足した値，すなわち圧力のエネルギー＋位置エネルギー＋運動
エネルギーは流線に沿っていつも一定に保たれるというのがベルヌーイの定理
であり，式で書けばつぎのようになる。

$$p + \rho g h + \frac{1}{2} \rho v^2 = \text{P （一定）} \tag{8.2}$$

p は圧力（静圧），g は重力加速度，h は流体の高さ，v は流速，ρ は流体の密
度（1m^3 当りの質量）である。5章で出てきた通常の物質のエネルギー保存の
法則では，位置エネルギーが mgh，運動エネルギーが $mv^2/2$ であった。式
（8.2）では m が ρ に変わっている。m は質量だが，流れている川の質量とい
われても困るので，密度を使うわけである。

　ちなみに三つの項を足しているが，足し算するということは単位が同じとい
うことである（1 cm＋3 cm は計算できるが 1 cm＋3 kg は計算できない）。単
位を調べてみよう。エネルギー保存の法則では単位は J であるが，ベルヌーイ
の定理では質量の代わりに密度を使っているので，各項の単位は J ではなく
なっている。

　p は圧力だから単位は Pa。**静圧**という。

$\rho g h$ の単位： $\dfrac{\text{kg}}{\text{m}^3} \cdot \dfrac{\text{m}}{\text{s}^2} \cdot \text{m} = \dfrac{\text{kg}}{\text{m}^2} \cdot \dfrac{\text{m}}{\text{s}^2} = \text{kg} \cdot \dfrac{\text{m}}{\text{s}^2} \cdot \dfrac{1}{\text{m}^2} = \dfrac{\text{N}}{\text{m}^2} = \text{Pa}$

　　　　静水圧という。

$\dfrac{1}{2} \rho v^2$ の単位： $\dfrac{\text{kg}}{\text{m}^3} \cdot \left(\dfrac{\text{m}}{\text{s}}\right)^2 = \dfrac{\text{kg}}{\text{m}^2} \cdot \dfrac{\text{m}}{\text{s}^2} = \text{kg} \cdot \dfrac{\text{m}}{\text{s}^2} \cdot \dfrac{1}{\text{m}^2} = \dfrac{\text{N}}{\text{m}^2} = \text{Pa}$

動圧という。

すべて Pa となって無事，足し算することができる。ベルヌーイの定理はエネルギー保存の法則と理解してかまわないが，単位が圧力のものとなっているので「静圧＋重力による圧力（静水圧）＋運動による圧力（動圧という）＝一定（**総圧**）」という表現をしている教科書もある。

風船のような閉鎖空間では静圧は風船をふくらませる圧力になる。川のような屋外では静圧は大気圧と等しくなる。

例題8.1　　図8.4（a），（b）において同じ流体が同一流速で定常的に流れているとき，それぞれ圧力 P_A，P_B を得た。流れの運動エネルギーはいくらか。

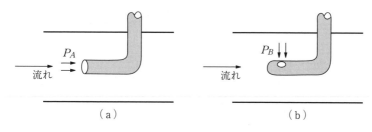

図8.4

解答　　$P_A - P_B$

測定された圧力 P_A，P_B というのは，$p + \rho g h + (1/2)\rho v^2 = $ 一定 における一定の部分（総圧）である。上に述べたように，これは圧力の単位〔Pa〕を持っている。P_A，P_B は流線に沿っていないので，この値が異なっても問題はない（異なっているほうが普通）。A，B それぞれの場合について，つぎの式が成り立つ。

$$A：\quad p_A + \rho g h_A + \frac{1}{2}\rho v_A^2 = P_A$$

$$B：\quad p_B + \rho g h_B + \frac{1}{2}\rho v_B^2 = P_B$$

右辺の P_A，P_B は測定された圧力（総圧）である。静圧および高さはどちらも同じと考えられるので，$p_A = p_B = p$，$h_A = h_B = h$。また，v_A（横方向の速さ）は流体の流速 v そのもの，v_B（縦方向の速さ）は0である。これを踏まえて式を書き直すと，以下のようになる。

A : $\quad p + \rho g h + \dfrac{1}{2}\rho v^2 = P_A$

B : $\quad p + \rho g h \qquad\quad = P_B$

A の式から B の式を引くと，$(1/2)\rho v^2 = P_A - P_B$ が得られる。　　　　　　　◆

例題 8.2　　　図 8.5 のような水槽の小穴から出る水の速度 v を求めよ。ただし，水の密度を ρ，重力加速度を g とし，水の粘性は無視できるものとする。

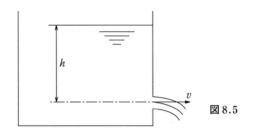

図 8.5

解答　　$v = \sqrt{2gh}$

水の粘性は無視できるというあたりにベルヌーイの定理を使うことを予想させる。

　小穴の開口面積に比べて水の自由表面が十分に広いものとすると，水面の降下速度は非常に小さいから，与えられた状態を定常状態とみなすことができる。図 8.6 に示すように，水の自由表面上に始まり，小穴をくぐり抜けて外部へ到達する流線を考え，自由表面上の点を①，小穴をくぐり抜けた直後の点を②とし，それぞれに関する量を下付きの 1, 2 で表すことにすれば，ベルヌーイの定理より次式が成り立つ。

$$p_1 + \rho g Z_1 + \dfrac{\rho}{2}v_1{}^2 = p_2 + \rho g Z_2 + \dfrac{\rho}{2}v_2{}^2$$

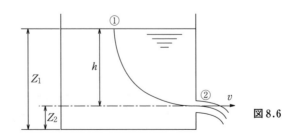

図 8.6

v_1 は v_2 比べて小さく $v_1{}^2 = 0$ とすることができる。また v_2 が求めたい水の速度 v である。

静圧 p_1, p_2 は大気圧に等しく相殺する。図より $Z_1 - Z_2 = h$ である。これらをベルヌーイの定理の式に代入し v について解けば $v = \sqrt{2gh}$ を得る。これを**トリチェリの定理**という。トリチェリの定理によれば，水の流出速度 v は物体が高さ h を自由落下するときの速度に等しい。つまり，①の点にあった水が持っていた位置エネルギーが，②の点では運動エネルギーに変わったと考えることができる。すなわち

$$mgh = \frac{1}{2} mv^2$$

となる。これを解いて $v = \sqrt{2gh}$ を得てもよい。

この問題は ME 2 種では出ないが，国家試験において繰り返し出題されるので，$v = \sqrt{2gh}$ という結果を覚えておくのがよい。　　　　　　　　　　　　　　　　　◆

例題 8.3　　流体が**図 8.7** のような流路を流れるとき，断面 A と断面 B を比較するとどちらが流速が速いか。また，どちらが静圧が高いか。

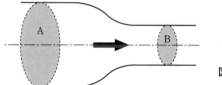

図 8.7

解 答　　流速が速いのは B，静圧が高いのは A

連続の式のところで説明したとおり，流速が速いのは B のほうである。

静圧を考えるにはベルヌーイの定理を使う。

$p + \rho gh + (1/2)\rho v^2 = P$（一定）であるが A から B への流れは流線に沿っていると考えられるので，例題 8.1 とは違い，A でも B で右辺の値は同じになる。さらに A，B ともに平均高さは同じなので ρgh は同じとしてよい。そして流速は B のほうが速いので，静圧 P は A のほうが高くなくてはならない。流速が速いとその分圧力が増すような気がするが，それは $\rho v^2/2$ で表される動圧であって，静圧はゆっくり流れているほうが高くなる。　　　　　　　　　　　　　　　　　◆

8.5 レイノルズ数（層流と乱流）

　流れには**層流**と**乱流**がある。層流とは流線が交わらない流れで，乱流とは流線が交わる流れである。要するにゆっくりと穏やかに流れているのが層流で，激しい流れが乱流であるというイメージを持って問題ない。水道の蛇口をゆっくりと開いていくと，はじめは一本の透明な流れが観察できる。蛇口を徐々に開いていくと，だんだん水流が激しくなり，透明感が失われていく。層流から乱流への推移を直接見ることができるわけである。

　図 8.8 は円管の中の流れである。層流の場合，粘性の影響を受けて管壁の近くでは流速が遅くなる。それに対して，乱流ではさっきまで管壁の近くを流れていた水が今度は中心近くを流れるということが起こり，したがって，どこでもほぼ同じ流速で流れるようになる。その結果，層流の流速分布は図（a）のような山型（放物線），乱流の速度分布は図（b）のように管内でほぼ一定（管壁で少し遅くなる）となる。

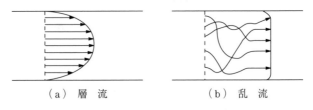

（a）層　流　　　　　　　（b）乱　流

図 8.8

　容易に想像できるように，流速が速いと乱流になり，また粘度が高いと乱流になりにくい。層流と乱流を数値的に表したものに**レイノルズ数**がある。レイノルズ数は流れの性質を示す値であり，管の中の流れのレイノルズ数はつぎのように定義される。

$$Re = \frac{\rho d v}{\mu} \tag{8.3}$$

　Re がレイノルズ数で，ρ〔kg/m^3〕は流体の密度，d〔m〕は管の直径，v

〔m/s〕は平均流速，μ〔Pa·s〕は粘度である。レイノルズ数に単位はなく，無次元量である（本書の範囲で重要な無次元量はレイノルズ数とひずみとポアソン比である）。ρdv は流れの勢いを表し，ρ はブレーキを表す。円管の中を液体が流れる場合，層流・乱流とレイノルズ数の関係は

流れの状態	層流		乱流
レイノルズ数	～ 2 000	～ 3 000	～

↑
臨界レイノルズ数

となる。先ほどの蛇口から出る水の例でもわかるとおり，層流から乱流への推移は瞬間的に生じるものではない。したがってレイノルズ数も，これより上が乱流，というような明確なことにはならず，レイノルズ数がだいたい 2 000 ～ 3 000 で層流から乱流へ推移していく。これを臨界レイノルズ数というが，この値は教科書によってまちまちで，2 000 ～ 3 500 であったり 2 500 ～ 3 000 であったりする。

　生体に関して管内を流れる流体といえば血液であるが，血流は大動脈の一部を除いて層流である。試験対策としては"血流は層流"と覚えておいてよい。血流のレイノルズ数は覚える必要はないが，単純に太くて流速の速い血管ではレイノルズ数が大きくなると覚えておけばよいだろう。

　なお，ME 2 種におけるレイノルズ数関連の問題は単純な○×問題であるが，国家試験ではもうちょっと突っ込んだ問題が出る。

例題 8.4　　内直径 8 mm の血管内を粘性率 0.002 Pa·s，密度 1 060 kg/m³ の血液が平均速度 0.2 m/s で流れている。この流れのレイノルズ数を求めよ。また，この流れは層流か乱流か。

解答　　レイノルズ数は 848 で層流

$d = 0.008$ m（8 mm を m に直す），$\mu = 0.002$ Pa·s，$\rho = 1\,060$ kg/m³，$v = 0.2$ m/s としてこれらを式 (8.3) に代入すると $Re = 848$ となる。粘性率，密度，平均流速はレイノルズ数の定義の単位で書かれているが直径は mm となっている。ここは m に直さなければならない。流れは層流である。

ここで血液の密度が出てきたが，生体組織の密度は水とほぼ同じ（1 000kg／m³）であることは覚えておこう。　　　　　　　　　　　　　　　　　　　　　◆

8.6　ポアズイユの式

ハーゲン・ポアズイユの式とも呼ばれる。まっすぐな円管の両端に圧力差を与えたときの流体の流量を支配する法則である。流れが層流のときに成り立つ。

ベルヌーイの定理は理想流体（粘性0）で成立するのであった。このような各式の成立条件が問われることも多い。

図8.9において，管の半径を r 〔m〕，管長を L 〔m〕，流体の粘性率を μ 〔Pa·s〕，圧力差を ΔP（$=P_i-P_o$）〔Pa〕とすれば，単位時間に流れる流体の体積（流量）Q〔m³／s〕は

$$Q=\frac{\pi r^4 \Delta P}{8\mu L} \tag{8.4}$$

で与えられるというもの。$\Delta P/L$ は**圧力勾配**である。この式の導出自体は試験に出ないし，流速分布を積分するというなかなかたいへんなものなので本書では触れないでおく。

この式の最大のポイントは流量 Q が半径 r の4乗に比例するというところである。つまり管の半径がちょっと変わっただけで，流量は大幅に変わる。例えば半径が倍になれば，流量は16倍になる。

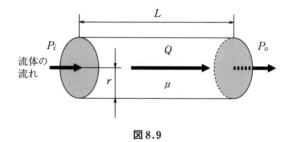

図8.9

例題 8.5　　　長さ 1 m，内径 2 cm のチューブに圧力差 50 mmHg で液体を流した。このチューブの長さを変えずに内径 1 cm のものと交換し，圧力差を 100 mmHg にした。流量は初めの何倍になるか。ただし，流れは層流であるとする。

解 答　　1/8 倍

式（8.4）で考えるが，値を代入して計算する必要はない。圧力差が倍になっているので流量も倍である。しかし管径が半分になっているので流量は 1/16 になる。結局，流量は初めの 1/8 倍になる。　　　　　　　　　　　　　　　　　　◆

例題 8.6　　　ある断面積を持つ 1 本の円筒管の両端に圧力差を与えて流体を流した。つぎに，初めの 1/10 の断面積の円筒管を 10 本並列にし，同じ圧力差で流体を流した。そのときの流量は，初めの状態の何倍になるか。ただし，管内の流れは層流とする。

解 答　　1/10 倍

例題 8.5 は解けても，このようにちょっとひねられると，とたんに解けなくなるという人は多い。考え方は単純なのでよく理解しよう。

一般に面積が n 倍になれば寸法は $\sqrt{n}$ 倍になる。**図 8.10** は例として正方形で説明しているが円でも同じである。本問では円筒管の断面積が 1/10 になっているので半径は $1/\sqrt{10}$ になったということ。流量は半径の 4 乗で 1/100 になる。これを 10 本集めると，流量は最初の状態の 1/10 になる。

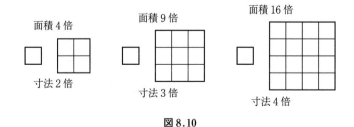

図 8.10　　　　　　　　　　　　　　　　　　◆

本章のまとめ

- ニュートン流体，非ニュートン流体は粘性を持ち，理想流体（完全流体）は粘性を持たない。

- **連続の式（図1）**

  流路の形にかかわらず流量は一定。

  $$Av_A = Bv_B$$

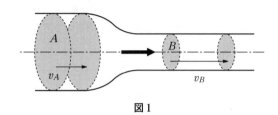

図1

- **ベルヌーイの定理**

  理想流体（粘性 0）で，流線に沿って成立する。

  流体のエネルギーが保存されるというもの。

  $$p(静圧) + \rho gh\,(静水圧) + \frac{1}{2}\rho v^2(動圧) = P(一定，総圧)$$

- **層流と乱流（図2）**

  層流とは流線が交わらない流れで，管の近くでは流速が遅く，中心部では速い。

  乱流とは流線が交わる流れであり，流速はどこでもほぼ同じ。

  管内での層流と乱流の速度分布の形も重要。

  血流は層流である。

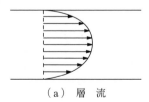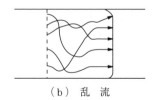

（a） 層 流 （b） 乱 流

図2

- **レイノルズ数**

$$Re = \frac{\rho dv}{\mu}$$

ρ(密度, kg/m^3), d(円管の直径, m), v(流速, m/s), μ(粘度, Pa·s)

レイノルズ数は無次元量である。

レイノルズ数が大きいと乱流になる。

流れの状態　　　　層流　　乱流

レイノルズ数　　〜　2 000　〜　3 000　〜

↑

臨界レイノルズ数

- **ポアズイユの式**（図3）

流れが層流のときに成り立つ。

$$Q = \frac{\pi r^4 \Delta P}{8\mu L}$$

ポイントは流量 Q が半径 r の4乗に比例するという点。

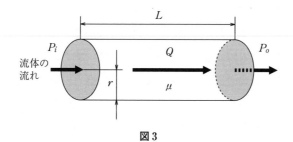

図3

9. 音波と超音波

音波と超音波も圧力に負けず劣らず ME 2 種や国家試験にたいへんよく出題される。しかしパターンとその対応法は決まっており，一つ一つ理解して演習に励めば問題なく解答できるだろう。

9.1 音波と超音波の関係

9.1.1 超音波の定義

音波も**超音波**も物理的な違いはない。違いは人間に聞こえるかどうかだけである。人間に聞こえる音を音波といい，聞こえない音を超音波という。超音波は周波数が高すぎて人間には聞こえないのである。例えば犬やコウモリなどは人間には聞こえない音（超音波）を聞くことができる。彼らは超音波を感じることができる特殊能力を持っているわけではなく，人間とは可聴域が異なるというだけであり，彼らにとっては超音波は単なる音波である。しかし，とりあえず音波と超音波は人間基準で分けられている。人間が聞くことのできる周波数範囲は 20 Hz ～ 20 kHz といわれており，それが音波である。それ以上の周波数の音は超音波となる。

9.1.2 横波と縦波（疎密波）

音波と超音波には波という言葉が使われている。Hz という単位も出てきた。ここからしばらく波についての解説をしよう。

波には**横波**と**縦波**がある。ほかにもいろいろな分類があるが，とりあえず横

波と縦波について理解しておけばよい。横波とは海の波のようなもので波を伝える媒質（ここでは水）は上下に振動するだけで，波の進行方向には動かない（**図9.1**（a））。海に捨てられたペットボトルが同じ場所で上下に揺られているのを見たことがあるだろう。つまり波の進行方向に対して媒質が横に振動しているものが横波である。

　それに対して縦波は，媒質が波の進行方向に対して縦に振動している（図9.1（b））。それによって媒質の疎なところと密なところができる。ここから縦波を疎密波ということもある。図（b）の下側の図は縦波の疎密をグラデーションで表現したものである（色が濃いほど密，薄いほど疎）。

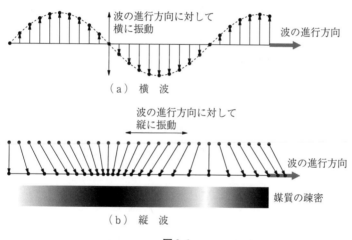

図9.1

　音波と超音波は，どちらも縦波（**疎密波**）である。「どちらも」といったが，上に書いたとおり音波も超音波も物理的な違いはなく，人間の聴覚基準で分類されているだけなのだから，同じ縦波になるのは当然である。音を伝える媒質は，空気，水，固体などいろいろとあり，特に弾性体を媒質とした場合，内部を伝わる音波は横波になることがある。したがって（超）音波＝縦波というのは厳密には間違いであるが，ME2種や国家試験の範囲では（超）音波＝縦波と覚えておいて問題ない。少なくとも空気などに対しては（超）音波は縦波で

ある。スピーカーのコーンの振動や，大きな音のためにガラスが振動したりすることを想像すればイメージしやすいであろう。

　さて，本章は（超）音波を対象にしており，（超）音波は縦波なのだから，縦波を考えていかなければならない。しかし，縦波というのは図示がたいへん難しい。そこで，以下は横波で説明を続ける。どのみち縦波も横波も基本的な式などは一緒である。

9.2　波 の 基 本 式

　音速を v〔m/s〕，周波数を f〔Hz〕，波長を λ〔m〕とする。このとき

$$v = f \cdot \lambda \tag{9.1}$$

が成立する。この式を使う問題は試験に非常によく出てくる。式の形は単純で内容も難しくない。**図9.2** は波の進むイメージである。海の波などを想像すればよい。このイメージを持って **図9.3** を眺めよう。波のちょうど一周期分の長さを**波長**という。文字どおり波の長さであり，λ（ラムダと読む）という文字で表す。音速を v とすると v は波が1秒間に進む距離のことである。1秒

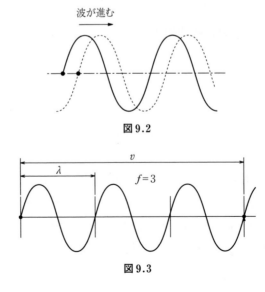

図 9.2

図 9.3

間に進む距離の間に波が何波長あるかが周波数であり，図9.3に示す波は3Hzである。さて図9.3を見れば $v = f \cdot \lambda$ はまったく明らかではないだろうか。

　ちなみに，周波数を表す f はバネの振動のところでも出てきたが frequency の頭文字である。

例題 9.1　　　水中を伝搬する5MHzの超音波の波長はいくらか。

解 答　　0.3mm

　水中での音速は $v = 1\,500\,\mathrm{m/s}$，周波数は $f = 5\,\mathrm{MHz} = 5 \times 10^6\,\mathrm{Hz}$ となる。これを式 (9.1) に代入して $\lambda = 3 \times 10^{-4}\,\mathrm{m} = 0.3\,\mathrm{mm}$ を得る。　　　　　◆

9.3 音　　　　速

　例題9.1の解答ではなんの断りもなく水中での音速の値を用いたが，水中および生体軟組織中の音速は $1\,500\,\mathrm{m/s}$，空気中の音速は $340\,\mathrm{m/s}$ である。例題9.1のようにこの数字を使わなければ解けない問題が出されるので，これは覚えておかなくてはならない。実をいうと，例えば空気中の音速は気温に影響されるので，$340\,\mathrm{m/s}$ というのはある条件のときだけなのだが，とりあえずこのように覚えておいて問題はない。ちなみに音速は周波数とは無関係で一定である。例えば高い音は音速が速く，低い音は遅い，などということがあったら，音楽などは聴けたものではなくなるだろう。

　気体中の音速は圧力には無関係で，絶対温度の平方根に比例して増加する。

9.4 ドップラー効果

　救急車が近づいてくるときサイレンの音が高く感じられ，すれ違って離れていくときはサイレンの音が低く感じられるという経験は誰でも持っているだろう。これを**ドップラー効果**という。音が高く感じられるとは，観測者にとって

サイレンの周波数が高くなるということであり，音が低く感じられるとは，観測者にとってサイレンの周波数が低くなるということである。救急車が出しているサイレンの音の周波数 *f* は一定だが，観測者はそれとは違った周波数 *f'* の音を聞く。ドップラー効果は音源が動いているときだけではなく，音源が止まっていて観測者が近づいていくとき，または離れていくときにも起こる。もちろん両者ともに動いているときにもドップラー効果は起こる。

ドップラー効果による周波数変化はつぎの式で与えられる。

$$f' = f \times \frac{c \pm v_o}{c \pm v_s} \tag{9.2}$$

f'〔Hz〕は観測者が聞く音の周波数，*f*〔Hz〕は音源の周波数，*c*〔m/s〕は音速，v_o〔m/s〕は観測者（observer）の速度，v_s〔m/s〕は音源（source）の速度を表し，± の使い分けは以下のとおりである。

$c \pm v_o$ ⟶　近づこうとすれば+，遠ざかろうとすれば−

$c \pm v_s$ ⟶　近づこうとすれば−，遠ざかろうとすれば+

面倒ではあるが，この式は覚えておかなければならない。旧版ではなぜそうなるかを説明していたが，ほとんどの学生に読み飛ばされていた部分であるので本書では省略する。

ちなみに式（9.2）は**図 9.4** の ① のように観測者と音源の動きが同一線上にある場合に成立する式で，② や ③ の場合にはさらに複雑な公式が必要になるが ME 2 種や国家試験では ① のパターンしか出ないので安心である。

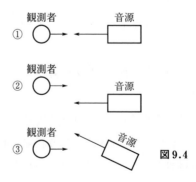

図 9.4

[例題 9.2]　　振動数 600 Hz の音源が速さ 40 m/s でまっすぐに移動している。この音を音源の進行方向で静止して聞くときの振動数は何 Hz か。ただし音速は 340 m/s とする。

（1）540　　（2）560　　（3）640　　（4）680　　（5）700

[解答]　　（4）
ドップラー効果の公式に与えられた数値を代入すればよい。

$$f' = f \times \frac{c \pm v_o}{c \pm v_s} = 600 \times \frac{340 \pm 0}{340 - 40} = 680$$　　◆

[例題 9.3]　　振動数 600 Hz の音源が速さ 40 m/s でまっすぐに移動している。この音を音源の進行方向前方で音源の進行方向と同方向に速さ 20 m/s で移動しながら聞くときの振動数は何 Hz か。ただし音速は 340 m/s とする。

（1）540　　（2）560　　（3）640　　（4）680　　（5）700

[解答]　　（3）
観測者は遠ざかろうとしており，音源は近づこうとしている。

$$f' = f \times \frac{c \pm v_o}{c \pm v_s} = 600 \times \frac{340 - 20}{340 - 40} = 640$$　　◆

9.5　音のエネルギー

（超）音波はエネルギーを持っている。大きな音が発生するとガラスが割れたりするのはその例である。音のエネルギーは音速や媒質の密度にも関係していて，その式を導き出すのは容易ではない。ここでは ME 2 種や国家試験に必要な知識だけを述べる。

音のエネルギーとは「音波の進行方向に垂直な単位面積を単位時間に通過するエネルギー」として定義され，単位は W/m^2 である。

そして，音のエネルギーは音速に比例，媒質の密度に比例，振幅の2乗に比例する。

ただし，音のエネルギーが2倍になったとしても，人間の感覚は2倍うるさくなったとは感じない。

9.6 音響インピーダンス

インピーダンスとは電気回路で出てくる言葉で，意味は電気抵抗，すなわち電流の通りにくさである。**音響インピーダンス**はその音バージョンであり，簡単にいうと音の通りにくさを表している。

- 音響インピーダンス〔kg/（m^2・s）〕＝媒質（音を伝える媒体）の密度〔kg/m^3〕×音速〔m/s〕。
- 空気の音響インピーダンス ＜ 水の音響インピーダンス （数千倍違う）
  密度も音速も水のほうが大きいので，当然こうなる。
- 臓器の中で音響インピーダンスが大きいのは骨（密度も音速も大きい），小さいのは肺（空気を含むからと覚えるとよい）。
- 音は音響インピーダンスの違うところで反射する。境界面でどのくらい波が反射するか（反射係数）は，境界の両面の特性音響インピーダンスを Z_1，Z_2 とすると

$$S = \frac{Z_1 - Z_2}{Z_1 + Z_2} \qquad (9.3)$$

となる。反射係数は，0（反射なし）から1（全反射）の値をとる。%で表すときは

$$\frac{Z_1 - Z_2}{Z_1 + Z_2} \times 100 \ \%$$

である。

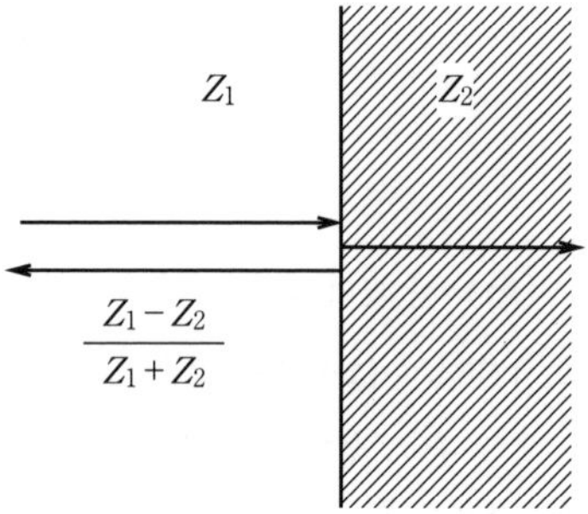

図 9.5

例題9.4　　　生体軟組織の固有音響インピーダンス〔kg/(m²·s)〕に近い値はどれか。

（1）　4.0×10^2　　（2）　1.5×10^4　　（3）　4.0×10^4

（4）　1.5×10^6　　（5）　4.0×10^6

解答　（4）

　音響インピーダンスは媒質中の音速と媒質の密度との積で表される。生体軟組織の音速は1500 m/s，密度は水とほぼ同じで1000 kg/m³，積をとると1500×1000＝1.5×10^6 kg/(m²·s) となる。　　　　　　　　　　　　　　　　　　◆

9.7　音の減衰と直進性

　音源の近くにいれば音は大きく聞こえるし，音源から離れれば小さく聞こえる。これが音の減衰である。音の減衰は空気で大きく，水では小さい。音響インピーダンスとは逆なので注意する。空気中で発せられた音は（音響インピーダンスが小さいので）近くで聞くと大きく聞こえるが，少し離れると（減衰が大きいので）聞こえなくなる。逆に水中で発せられた音は（音響インピーダンスが大きいので）近くても小さくしか聞こえないが，（減衰が小さいので）遠くまで届く。潜水艦などで水中ソナーが利用されるが，飛行機で空中ソナーが利用されない理由はこれである。どちらにしても音源から離れるにつれて音は小さくなるわけだが，その小さくなり方は**図9.6**のような指数関数的になる。

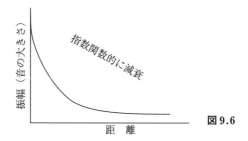

図9.6

また，音の減衰は周波数の影響も受ける。周波数の高い音は減衰が大きく，その代わり直進性がよい。周波数の低い音は逆の特性を持つ。すなわち減衰が小さく，直進性は悪い（拡散する）。これはなんとなくイメージできるのではないだろうか。キーンという高い音はまっすぐ進むがすぐに小さくなる。ドーンという低い音は周りに広がりつつ遠くまで届く。

ここで $v=f\cdot\lambda$ の式を思い出そう。v が一定だとすると高い音（周波数 f が大きい）は波長 λ が小さく（短く）なる。逆に低い音（f が小さい）は λ が大きく（長く）なる。つまり「周波数の高い音は減衰が大きく直進性がよい」というのは「波長の短い音は減衰が大きく直進性がよい」と言い換えることができる。

9.8 超音波エコー

超音波診断装置（**超音波エコー**）の原理は，生体内に超音波を照射し，跳ね返ってくる超音波をとらえるというものである。臓器によって音響インピーダンスが異なるので，音波は臓器の界面で反射する。これを利用して臓器の形を画像化する。エコーとは"こだま"のことである。照射する超音波は高周波だと直進性がよくピンポイント測定ができて便利であるが，減衰が大きくて，体の深いところまで届かない。逆に低周波だと体の奥まで届くが，拡散した超音波の反射なのでどこを測定しているのかわからない。したがって適当な妥協が必要となり，生体用としてはおもに $1 \sim 10\,\mathrm{MHz}$ の超音波が利用される。

例題9.5 超音波パルス法において，図9.7のように送信パルスから
160 μs 後にエコー信号が得られたとき，対象物は探触子からおよそ何 cm の距
離にあるか。ただし，媒質中の音速は 1 500 m/s とする。

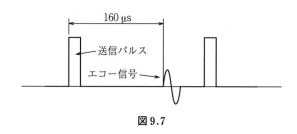

図9.7

解答 12 cm

問題文には親切にも媒質（生体軟組織）中の音速が書いてある。しかしいつも親
切であるとは限らないので，1 500 m/s という値は覚えておくこと。

さて「超音波パルス法」などという言葉に惑わされてはいけない。要するに，生
体内に超音波を照射したら 160 μs 後にこだまが返ってきたということである。μs は
マイクロ秒，すなわち 10^{-6} 秒である。

図9.8 のように信号の往復に 160 μs かかっている。往復の経路長は $1\,500 \times (160 \times 10^{-6}) = 0.24\,\text{m} = 24\,\text{cm}$ なので，対象物の深さはその半分の 12 cm である。あわてて
24 cm と答えないようにしよう。

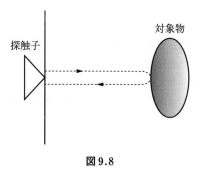

図9.8 ◆

9.9　生体関係の音響特性

生体関係の音響特性を**表9.1**にまとめた。

表9.1

媒質	音速〔m/s〕	音響インピーダンス〔× 10^6 kg/(m²·s)〕	減衰
空気	340	0.000 4（とにかく小さい）	大
水	1 500	1.5	小
生体軟組織	1 500	1.5（肺は小さい）	中（肺は大きい）
骨	4 080（硬いと速い）	7.8	大（空気と同程度）

　同じ軟組織であっても例えば肝臓と腎臓では音速も音響インピーダンスも異なる。表9.1はあくまでざっくりとした目安である。しかし試験にはたいへん役立つのでしっかりと覚えておくこと。

本章のまとめ

- **音波と超音波**
  音波：20 Hz ～ 20 kHz（人間の可聴域）
  超音波：それ以上の周波数の音波
- 音波（超音波）は縦波（疎密波）
- $v = f \cdot \lambda$　　（音速 v〔m/s〕，波長 λ〔m〕，周波数 f〔Hz〕）
- **ドップラー効果**

$$f' = f \times \frac{c \pm v_o}{c \pm v_s}$$

　　f'〔Hz〕：観測者が聞く音の周波数，f〔Hz〕：音源の周波数，c〔m/s〕：音速，v_o〔m/s〕：観測者の速度，v_s〔m/s〕：音源の速度。

　　$c \pm v_o$　⟶　近づこうとすれば＋，遠ざかろうとすれば－。

　　$c \pm v_s$　⟶　近づこうとすれば－，遠ざかろうとすれば＋。

- **音響インピーダンス**

音響インピーダンス〔kg/（m²·s）〕＝媒質（音を伝える媒体）の密度〔kg/m³〕×音速〔m/s〕

臓器の中で音響インピーダンスが大きいのは骨，小さいのは肺。

音は音響インピーダンスの違うところで反射する。

境界の両面の特性音響インピーダンスを Z_1，Z_2 とすると反射係数は

$$S = \frac{Z_1 - Z_2}{Z_1 + Z_2}$$

- **音の減衰と直進性**

音の減衰は空気で大きく，水では小さい。

音の大きさは距離に対して指数関数的に小さくなる。

高い音（波長の短い音）：減衰が大きく，直進性がよい。

低い音（波長の長い音）：減衰が小さく，直進性は悪い（拡散する）。

- 生体用としてはおもに 1 ～ 10 MHz の超音波が利用される。

- **生体関係の音響特性**

媒質	音速〔m/s〕	音響インピーダンス〔× 10⁶ kg/（m²·s）〕	減衰
空気	340	0.000 4（とにかく小さい）	大
水	1 500	1.5	小
生体軟組織	1 500	1.5（肺は小さい）	中（肺は大きい）
骨	4 080（硬いと速い）	7.8	大（空気と同程度）

10. 光・電磁波・放射線

　驚くべきことに目に見える光と電波は物理的に同じものである。本章では屈折を中心とした光の性質および放射線について説明する。

10.1　電磁波の分類

　電磁波とは電磁場の周期的な変化が真空中や物質中を伝わる横波（広辞苑）である。**図 10.1** を見るとわかるように，X 線（体が透けて見える）と紫外線（お肌に悪い）と光（可視光線）と赤外線（暖かい）とラジオの電波は波長（周波数）が違うだけで本質は同じ電磁波である。電磁波の進行速度（いわゆる光速）は真空中で 299 792 458 m/s（秒速約 30 万 km）である。この値は定義値である。波なので $v = f \cdot \lambda$ が成り立ち，例えば FM ラジオの周波数を $f = 80$ MHz とすると，その波長は $\lambda = 3.7$ m となる。

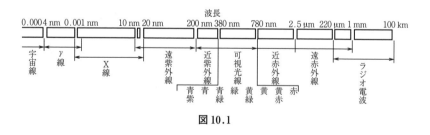

図 10.1

例題 10.1　　電磁波について誤っているものはどれか。

（1）電界の変化と磁界の変化を伴った波である。

（2）伝搬速度は媒質に依存しない。

（3）X線も電磁波である。

（4）光も電磁波である。

（5）反射，屈折，回折をする。

解答　（2）

伝搬速度は媒質に依存する。それが光の屈折の原因になる。　　　　　　◆

10.2　光　の　屈　折

　相対性理論によって光の速度は常に一定であることが示されている，という人がいるかもしれないが，それは真空中での話であって，水中とかガラスの中では光の速度は秒速30万 km より遅くなる。光の**屈折**は光の速度が変化するときに生じる。

　まずはイメージを作ろう。**図10.2**（a）は車が舗装道路から未舗装部分に進入しているところを上から見たものである。未舗装部分では車の速度は遅くなるものとする。最初に未舗装部分に入るのは灰色に塗ったタイヤである。このタイヤだけスピードが落ちるので，車は①方向に直進せず②方向に曲がる。逆に図（b）は未舗装道路（低速）から舗装部分（高速）に進入した場合で，このときは灰色のタイヤだけが速くなり車は③方向に曲がる。車を光に置き換えれば屈折となる。

　図10.3は光が媒質Ⅰから媒質Ⅱへ進入した図である。光の速度は媒質Ⅰの

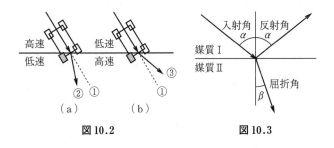

図 10.2　　　　　　　　　　図 10.3

ほうが速いとする。具体的には媒質Ⅰが真空，媒質Ⅱがガラスのような場合である。図10.2（a）に相当する。車と違うのは光には反射もあるということである。図10.3の α を**入射角**という。**反射角**は入射角と同じ α となる。媒質Ⅱに対して直角に光が差し込んだ場合，入射角90°といいたいところだが，正しくは入射角0°であるので注意。また β を**屈折角**という。

　媒質Ⅰでの光の速さ v_1，媒質Ⅱでの光の速さ v_2 と入射角 α，屈折角 β にはつぎの関係がある。

$$\frac{\sin \alpha}{\sin \beta} = \frac{v_1}{v_2} = n_{12} \tag{10.1}$$

　これを**スネルの法則**という。n_{12} は媒質Ⅰに対する媒質Ⅱの**相対屈折率**という。ただし媒質Ⅰが真空の場合，n_{12} は媒質Ⅱの**絶対屈折率**という。代表的な媒質の絶対屈折率は**図10.4**のとおりである。v_1/v_2 の v_1 が真空中の光速になったときが絶対屈折率なので，絶対屈折率は必ず1より大きくなる。絶対屈折率が大きいということは v_2 が小さいということ。車の例でいえば灰色のタイヤに急ブレーキがかかるということである。

媒質	絶対屈折率
空気	1.0
水	1.3
ガラス	1.5
ダイヤ	2.4

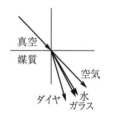

図10.4

　図10.5は媒質Ⅰ＝ガラス，媒質Ⅱ＝真空のように光の速度が媒質Ⅱのほうが速い場合である。図10.2（b）に相当する。入射角 α を大きくしていくと，

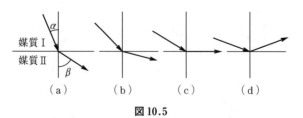

図10.5

屈折角 β も大きくなってゆき（図 10.5（b）），ついには光は媒質ⅠⅡの界面を走るようになる（図（c））。さらに入射角を大きくすると光は媒質Ⅱの中には入らずすべてが反射するようになる（図（d））。これを**全反射**という。

例題 10.2　　媒質 A と媒質 B が平面で接している。光を媒質 A から媒質 B に入射させたところ，入射角が 60°のときに屈折角が 90°となり屈折光が両媒質の境界面を進んだ。媒質 A に対する媒質 B の相対屈折率はいくらか。

（1）$\sqrt{3}/2$　　（2）1　　（3）$\sqrt{2}$　　（4）3/2　　（5）$\sqrt{3}$

解答　　（1）

問題を図に描くと**図 10.6** のようになる。スネルの法則を使えば

$$\frac{\sin 60°}{\sin 90°} = \frac{\sqrt{3}/2}{1} = \frac{\sqrt{3}}{2}$$

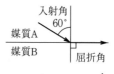

図 10.6　◆

10.3　光の回折，干渉，分散

光というより波の性質である。したがって電磁波や（超）音波でも生じる。

図 10.7 は波の**回折**の説明である。スピーカーと人との間に壁を置く。この壁は音を一切通さないとする。このとき音は壁に遮られて人には届かないはずであるが，実際には音が聞こえる。これは音波が破線のように曲がると考えるしかない。これが回折である。振動数が低いほど回折しやすい。

図 10.8 は波の**干渉**の説明である。二つの波の山と山，谷と谷は強めあい，

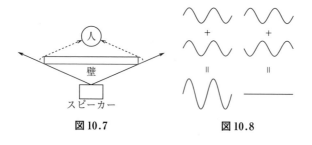

図 10.7　　　　　**図 10.8**

山と谷は打ち消し合う。干渉はスリット付き衝立の問題として出題される。

　図 10.9（a）のようにスリット付き衝立と電球を用意する。光は図（b）のようにスリットを通りその先のスクリーンを光らせる。このとき光の干渉が起こり図（c）のような縞模様を映し出す。この現象は本来，量子力学の分野で議論されるべきものであり，映し出される縞模様は電子の存在確率を示すものと解釈されるが，ME 2 種，国家試験の範囲では，そこまでの内容は問われない。

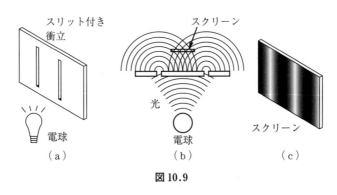

図 10.9

　図 10.10 は**プリズム**（分光器）である。実は屈折率は波長によって異なり，波長が短いほど屈折率が大きい。これによって波長の短い光（紫）は大きく屈折し図のように光が分解される。これを**分散**という。図 10.4 で示したのは波長 589.3 nm の光の屈折率である。

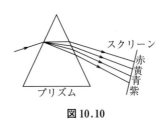

図 10.10

10.4 放　射　線

10.4.1 原　　　子

図 10.11 は**原子**のイメージである。中心に**原子核**がありその中に**陽子**と**中性子**が収まっており，周りには**電子**が飛び回っている。本当は原子核はもっとずっと小さいとか量子力学による描像はこれとはまったく違うとか，細かいことをいいだせばキリがないのでスルーである。

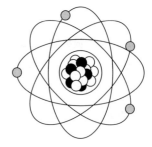

図 10.11

・物質は原子でできている。原子は原子核と電子で構成される。原子核は陽子または陽子＋中性子でできている。

・陽子の数を**原子番号**という。原子番号が違えば違う原子である。

・陽子と中性子の質量はほぼ同じである。電子の質量はその 1/1 800 程度で，したがって原子の質量はほとんど陽子＋中性子といってよい。陽子＋中性子の数を**質量数**という。

・原子番号は同じだが質量数が違う（つまり中性子の数が違う）原子が存在し，**同位体**と呼ばれる。同位体は同じ原子（原子番号が一緒）なので，ほぼ同じ化学的性質を示す。

例題 10.3　　　同位体について正しいのはどれか。

（1）中性子数が同じで陽子数が異なる原子同士を同位体という。

（2）同じ原子番号の同位体はほぼ同じ化学的性質を示す。

（3）同位体はすべて放射能を有する。

（4）同位体を人工的に作り出すことはできない。

（5）混合している同位体から特定の同位体を分離することはできない。

解答　（2）

（1）陽子数が異なると違う原子である。

（3）そんなことはない。

（4）できます。

（5）できます。

10.4.2　放射線（α線，β線，γ線）

放射線とは「放射性元素の崩壊に伴って放出される粒子線または電子波」（広辞苑）である。放射線には**α線**，**β線**，**γ線**の3種類がある。放射線の性質を**表10.1**に示す。

表10.1　放射線の性質

放射線	正体	放出すると	電荷	電離作用	透過力（遮蔽）	放射線加重係数
α線	ヘリウムの原子核（陽子2個と中性子2個）の流れ	原子番号 − 2質量数 − 4	＋	大	小（薄い紙）	20
β線	高速の電子（または陽電子）の流れ	原子番号＋1質量数 変化なし	−	弱	中（厚さ数 mm の金属）	1（X線は1，中性子線は5〜20）
γ線	波長が非常に短い電磁波	原子番号 変化なし質量数 変化なし	なし	弱弱	大（コンクリや鉛の厚い壁）	

放射線加重係数とは生体に対する放射線の影響の大きさである。吸収線量が同じでも放射線の種類やエネルギーによって生体への影響は違ってくる。その重み付けが放射線加重係数で，γ線よりも中性子線，α線などのほうが生物への影響が強い。

10.4.3　放射線の単位（図10.12）

・**ベクレル**（Bq＝1/s）

放射能の単位。1秒間にどのくらいの放射線が出ているかを示す。その放射線がどこまで届いたとか，生体や環境にどんな影響を及ぼすかということは関

係ない。単位は個/s であるが個数は物理量ではないので 1/s である。

・**グレイ** （Gy = J/kg）

物質 1 kg 当りに吸収された放射線のエネルギー（吸収線量）の単位。

・**シーベルト** （Sv = J/kg）

1 Gy の放射線を浴びたとき，生体にどの程度の影響が出るか（線量当量）の単位。SI で表せば Gy と同じく J/kg である。

本章のまとめ

● **電磁波の分類**（図1）

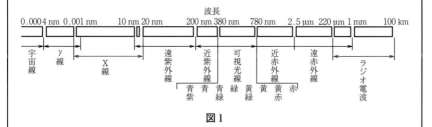

図 1

● **スネルの法則**（図2）

$$\frac{\sin \alpha}{\sin \beta} = \frac{v_1}{v_2} = n_{12}$$

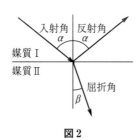

図 2

● 原子は原子核と電子で構成される。原子核は陽子または陽子＋中性子でできている。

● 陽子の数を原子番号という。原子番号が違えば違う原子である。

● 陽子＋中性子の数を質量数という。

- 原子番号は同じだが質量数が違う（つまり中性子の数が違う）原子が存在し，同位体と呼ばれる。同位体はほぼ同じ化学的性質を示す。
- 放射線の性質は**表**1のとおり。

表1

放射線	正体	放出すると	電荷	電離作用	透過力（遮蔽）	放射線加重係数
α 線	ヘリウムの原子核（陽子2個と中性子2個）の流れ	原子番号 − 2 質量数 − 4	＋	大	小(薄い紙)	20
β 線	高速の電子（または陽電子)の流れ	原子番号 + 1 質量数 変化なし	−	弱	中(厚さ数mmの金属)	1 (X 線は 1，中性子線は 5～20)
γ 線	波長が非常に短い電磁波	原子番号 変化なし 質量数 変化なし	なし	弱弱	大(コンクリや鉛の厚い壁)	

- ベクレル（Bq＝1/s）：放射能の単位。1秒間にどのくらいの放射線が出ているかを示す。
- グレイ（Gy＝J/kg）：物質1kg当りに吸収された放射線のエネルギー（吸収線量）の単位。
- シーベルト（Sv＝J/kg）：1Gyの放射線を浴びたとき，生体にどの程度の影響が出るか（線量当量）の単位。

付　　　録

（注）　AM, PM は，それぞれ午前問題，午後問題を表している。

A.　第2種ME技術実力検定試験

A.1　問　　　題
第31回（2009年）

【AM 21】　誤っているのはどれか。

(1)　$1\,Pa = 1\,N/m^2$　(2)　$1\,N = 1\,kg \cdot m \cdot s^2$　(3)　$1\,J = 1\,N \cdot m$
(4)　$1\,W = 1\,J/s$　　(5)　$1\,F = 1\,C/V$

【AM 22】　振動数一定の音源から発する音波を空気中と水中で観測したところ，波長はそれぞれ2mと9mであった。水中の音速は何m/sか。ただし，空気中の音速は340m/sとする。

(1)　1500　(2)　1510　(3)　1520　(4)　1530　(5)　1540

【AM 24】　容器に100g，0℃の氷を入れ，400g，90℃のお湯をかけて氷を溶かし，よく混ぜた。容器内の水温は何℃になるか。ただし，水の比熱を$1\,cal/(g \cdot ℃)$，氷の融解熱を80cal/gとし，容器や大気との熱交換はないものとする。

(1)　46　(2)　56　(3)　66　(4)　76　(5)　86

【AM 25】　ある断面積をもつ1本の円筒管の両端に圧力差を与えて流体を流した。次に，はじめの1/10の断面積の円筒管を10本並列にし，同じ圧力差で流体を流した。そのときの流量は，はじめの状態の何倍になるか。ただし，管内の流れは層流とする。

(1)　1/10　(2)　$1/\sqrt{10}$　(3)　1　(4)　$\sqrt{10}$　(5)　10

【AM 32】　25Ωの抵抗に10Vの電圧を10分間加えたときの消費エネルギーは何Jか。

(1)　40　(2)　240　(3)　250　(4)　2400　(5)　2500

【PM 40】　超音波ドプラ法では弁狭窄直下の血流速（V〔m/s〕）から簡易ベルヌーイ式を用いて狭窄前後の圧力差（ΔP〔mmHg〕）を算出できる。算出式として正しいのはどれか。

(1)　$\Delta P \fallingdotseq 1/V$　(2)　$\Delta P \fallingdotseq 2\sqrt{V}$　(3)　$\Delta P \fallingdotseq 4V$
(4)　$\Delta P \fallingdotseq 4V^2$　(5)　$\Delta P \fallingdotseq V^3$

第 32 回（2010 年）

【AM 21】　誤っているのはどれか。

（1）　1 J = 1 N·m　（2）　1 Gy = 1 J/kg　（3）　1 F = 1 C/V

（4）　1 T = 1 Wb/m²　（5）　1 W = 1 J·s

【AM 22】　音について誤っているのはどれか。

（1）　空気中の音速は気温が高くなると遅くなる。

（2）　音波は音響インピーダンスの異なる媒質の境界面で反射される。

（3）　液体中の音速は固体中の音速より遅い。

（4）　音の強さは振幅によって決まる。

（5）　可聴域の音波の振動数はおよそ 20 Hz から 20 kHz である。

【AM 23】　図のように光線が空気（屈折率 1）よりガラス（屈折率 n）に角度 i で入射して角度 r で屈折するとき i と r にはどのような関係があるか。

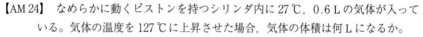

（1）　$\sin i = \sin nr$

（2）　$\sin i = n \sin r$

（3）　$\sin i = n \sin (90° - r)$

（4）　$\sin i = n^2 \sin r$

（5）　$\sin i = (\sin r)/n$

【AM 24】　なめらかに動くピストンを持つシリンダ内に 27 ℃，0.6 L の気体が入っている。気体の温度を 127 ℃に上昇させた場合，気体の体積は何 L になるか。

（1）　0.8　（2）　2.8　（3）　80　（4）　280　（5）　800

【AM 25】　月の重力加速度は地球に比べおよそ 1/6 である。地球上で 6 kg の質量を持つ物体をある高さから落下させたとき，地面に到達するまでに 2 秒かかった。この物体を月面で地球上での場合と同じ高さから落下させたとき，地面に到達するまでにかかる秒数に最も近い整数はどれか。

（1）　2　（2）　5　（3）　8　（4）　12　（5）　24

【AM 27】　1 分間の安静呼吸により 250 mL の酸素を摂取したとする。このとき，摂取された酸素が代謝に使われて CO_2 と H_2O が生じた。摂取された酸素の 80 % が CO_2 の発生に寄与したとすると，この代謝で 1 分間に発生する CO_2 の量は何 mL か。

（1）　200　（2）　250　（3）　275　（4）　330　（5）　400

【AM 28】　血圧は通常 mmHg の単位で示される。圧力を mmHg と異なる単位で表現

したとき，最高血圧として正常な範囲にないのはどれか。

（1）　120 Torr　（2）　160 hPa　（3）　0.150 kgf/cm^2

（4）　15.8 cmH$_2$O　（5）　0.015 MPa

【AM 42】　安静時の血流についてレイノルズ数が最も小さくなる血管はどれか。

（1）　大動脈　（2）　肺動脈　（3）　小動脈　（4）　小静脈

（5）　大静脈

【AM 43】　骨の音響特性インピーダンスは，筋のような軟組織のおよそ何倍か。

（1）　1/10　（2）　1/5　（3）　1/2　（4）　2　（5）　5

【PM 23】　心電計に 50 Hz の交流雑音が混入した。紙送り速度を 50 mm/s に設定した場合，記録紙 40 mm 当たりに何周期の波が記録されるか。

（1）　10　（2）　20　（3）　40　（4）　50　（5）　100

第 33 回（2011 年）

【AM 13】　生体の熱放散に直接関係ないのはどれか。

（1）　輻射　（2）　対流　（3）　蒸発　（4）　ふるえ　（5）　伝導

【AM 21】　放射線に関係する単位について誤っているのはどれか。

（1）　ベクレル（Bq）：1 秒間に 1 つの原子核が崩壊して放射線を放つ放射能が 1 ベクレル。

（2）　キュリー（Ci）：1 ベクレルの 3.7 × 10^{10} 倍の放射能が 1 キュリー。

（3）　グレイ（Gy）：1 g の物質に 1 J の放射エネルギーが吸収されたときの吸収線量が 1 グレイ。

（4）　ラド（rad）：1 グレイの 100 分の 1 の吸収線量が 1 ラド。

（5）　シーベルト（Sv）：グレイで表した吸収線量に生物学的影響に関する係数を乗じた線量当量の単位。

【AM 22】　静止している観測者に向かって音源が音速の 1/10 の速さで近づくとき，観測者が聞く音の周波数は音源が出す音の周波数の何倍か。

（1）　9/10　（2）　10/11　（3）　11/10　（4）　10/9　（5）　11/9

【AM 23】　物体から距離 L に焦点距離 f の凸レンズを置いて実像を作った。実像の大きさが物体と同じになるのは L がいくつのときか。

（1）　$f/4$　（2）　$f/2$　（3）　f　（4）　$2f$　（5）　$4f$

【AM 24】　標準状態にある乾燥空気（0℃，1 気圧）を入れた容器の圧力を一定に保ったまま，容積を 2 倍にするためには温度を何℃にすればよいか。

（1）　20　（2）　47　（3）　118　（4）　147　（5）　273

【AM 26】　流体力学について誤っているのはどれか。
（1）　流体の粘性率の単位は〔Pa/s〕である。
（2）　乱流とは流れの流線が入り乱れている状態である。
（3）　レイノルズ数とは流れの状態を表す無次元量である。
（4）　血液は非ニュートン流体である。
（5）　ベルヌーイの定理は粘性率が 0 の流体で成立する。

【AM 27】　100 mmHg の圧力が 1 cm^2 の面に加えられたとき，面に作用する力は何 N か。ただし，水銀の比重を 13.6 とする。
（1）　1.33　（2）　13.9　（3）　133　（4）　266　（5）　1 390

【AM 31】　6 Ω の抵抗を 5 本並列に接続し，その端子間に 2 V の電圧を 10 分間加えたときの消費エネルギーは何 J か。
（1）　120　（2）　500　（3）　1 200　（4）　1 800　（5）　2 000

【AM 41】　放射線の生体作用の大きさは放射線の種類によって異なる。X 線の作用効果を 1 としたときの放射線の種類と効果の大きさの組合せで誤っているものはどれか。
（1）　α 線 — 20　（2）　γ 線 — 10　（3）　中性子線 — 5
（4）　陽子線 — 2　（5）　β 線 — 1

【AM 42】　超音波が最も減衰する臓器はどれか。
（1）　脳　（2）　肺　（3）　腎臓　（4）　血液　（5）　骨

第 34 回（2012 年）

【AM 08】　日常生活において，1 日の産熱量が最大である器官，組織はどれか。
（1）　心臓　（2）　腎臓　（3）　肝臓　（4）　骨格筋　（5）　呼吸筋

【AM 21】　圧力（絶対圧）が一番低いのはどれか。
（1）　1 Pa　（2）　1 kgf/cm^2　（3）　1 mmHg　（4）　1 cmH$_2$O
（5）　1 atm

【AM 22】　音波について誤っているのはどれか。
（1）　水中（25℃）の音速は約 1 500 m/s である。
（2）　超音波は生体内で指数関数的に減衰する。
（3）　血液の音響インピーダンスは頭蓋骨より小さい。
（4）　硬い物質ほど伝搬速度が速い。

（5）　周波数が高くなるほどドプラ効果は起こりにくい。

【AM 23】　α 線，γ 線，β 線について正しいのはどれか。
（1）　電離作用は a 線が最も弱い。
（2）　β 線は磁界中を直進する。
（3）　セシウム 137（$^{137}C_S$）は β 線を放出する。
（4）　γ 線は電離作用がない。
（5）　γ 線は厚さ数 mm のアルミニウム板で遮へいできる。

【AM 24】　電磁波について誤っているのはどれか。
（1）　媒質によって伝搬速度が異なる。
（2）　振動数が低いほど回折しやすい。
（3）　波長が短いほど屈折率が大きい。
（4）　速度は振動数に比例する。
（5）　2つの異なる媒質界面では反射がおこる。

【AM 39】　レイノルズ数について誤っているのはどれか。
（1）　流体の粘性力に対する慣性力の比を表す。
（2）　細い流路の流れほど値は大きい。
（3）　無次元数である。
（4）　乱流では大きな値を示す。
（5）　流速が大きいほど値は大きい。

【AM 40】　物体に働く応力とひずみについて誤っているのはどれか。
（1）　応力はベクトルである。
（2）　応力の単位は〔Pa〕である。
（3）　ひずみの単位は〔m〕である。
（4）　弾性率は応力とひずみの比である。
（5）　弾性率の単位は〔Pa〕である。

【AM 41】　超音波診断装置において，探触子で発生した超音波が体内の深さ3 cm の場所にある境界面で反射して再び探触子に戻ってくるまでの時間に最も近いのはどれか。
（1）　1×10^{-4} s　　（2）　2×10^{-4} s　　（3）　2×10^{-5} s
（4）　4×10^{-5} s　　（5）　4×10^{-6} s

【AM 53】　放射線について正しいのはどれか。
（1）　画像診断には β 線が用いられる。

（2）　MR 検査には X 線を使用する。

（3）　X 線の遮へいにはアルミニウム板を用いる。

（4）　X 線撮影室内は常時放射線が出ている。

（5）　被曝線量の単位には Sv（シーベルト）を用いる。

第35回（2013年）

【AM 21】　誤っているのはどれか。

（1）　$1\,\mathrm{Pa} = 1\,\mathrm{N}\cdot\mathrm{m}^{-2}$　　（2）　$1\,\mathrm{J} = 1\,\mathrm{N}\cdot\mathrm{m}$　　（3）　$1\,\mathrm{W} = 1\,\mathrm{J}\cdot\mathrm{s}^{-1}$

（4）　$1\,\mathrm{F} = 1\,\mathrm{C}\cdot\mathrm{V}^{-1}$　　（5）　$1\,\mathrm{T} = 1\,\mathrm{N}\cdot\mathrm{A}^{-1}\cdot\mathrm{m}^{-2}$

【AM 22】　原点 O に働く，図のような 2 力 $\vec{F_1}$，$\vec{F_2}$ の合力 $\vec{F}$ の大きさに最も近いのはどれか。ただし $\vec{F_1}$，$\vec{F_2}$ の大きさはともに 5.0 N とする。

（1）　4.3 N　　（2）　5.0 N　　（3）　8.6 N　　（4）　10 N　　（5）　13 N

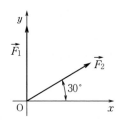

【AM 23】　波長が最も短いのはどれか。

（1）　X 線　　（2）　γ 線　　（3）　紫外線　　（4）　赤外線　　（5）　極超短波

【AM 24】　図は焦点距離 8 cm の凸レンズにより物体 AB の実像 A'B' ができている様子を表している。物体 AB と実像 A'B' の大きさが同じになったときレンズと実像 A'B' との距離〔cm〕はいくらか。

（1）　8　　（2）　12　　（3）　16　　（4）　20　　（5）　24

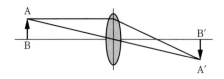

【AM 25】　原子について正しいのはどれか。

（1）　原子核は陽子と電子からなる。

（2）　陽子数は原子番号とよばれる。

（3）　電子の質量は陽子よりも大きい。

（4）　質量数は陽子数と電子数で決まる。

（5）　質量数が同じ原子どうしを同位体という。

【AM 39】　円管内を流れる粘性流体について誤っているのはどれか。

（1）　粘性率は流れにくさを表す。

（2）　レイノルズ数は流れの相似性を与える数値である。

（3）　流速が速いほど乱流になりやすい。

（4）　粘性が高いほど乱流になりやすい。

（5）　層流の場合，ポアズイユの式が適用できる。

【AM 40】　バネにおもりをつけて単振動を起こしたとき，周期 T〔s〕を表す式はどれか。ただし，バネ定数を k〔N/m〕，おもりの質量を m〔kg〕とする。

（1）　$T = 2\pi\sqrt{\dfrac{m}{k}}$　　（2）　$T = 2\pi\sqrt{\dfrac{k}{m}}$　　（3）　$T = 2\pi\dfrac{m}{k}$

（4）　$T = 2\pi\dfrac{k}{m}$　　（5）　$T = 2\pi mk$

【AM 41】　音響インピーダンスが最も高い組織はどれか。

（1）　脂肪　　（2）　骨格筋　　（3）　半月板　　（4）　腎臓　　（5）　肝臓

【AM 58】　最も導電率の高い組織はどれか。

（1）　骨　　（2）　血液　　（3）　骨格筋　　（4）　肝臓　　（5）　肺

第36回（2014年）

【AM 21】　次の組み合わせで正しいのはどれか。

（1）　$Pa - N\cdot m^{-1}$　（2）　$J - N\cdot m^2$　（3）　$W - J\cdot s$　（4）　$F - C\cdot V$

（5）　$H - Wb\cdot A^{-1}$

【AM 22】　原子番号 Z の原子核が a 線を出して他の原子核に変換した。変換による原子番号の変化として正しいのはどれか。

（1）　変わらない　（2）　1減少する　（3）　2減少する　（4）　3減少する

（5）　4減少する

【AM 24】　振動数 300 Hz の音源が速さ 40 m/s で直線上を進んでいる。音速を340 m/s とするとき，音源の進行方向前方に伝わる音の波長は何 m か。

（1）　0.9　　（2）　1.0　　（3）　1.1　　（4）　1.2　　（5）　1.3

【AM 25】　1階（地上）に静止していたエレベーターが図に示すように一定の加速度

で上昇し始め，15秒後に一定の速度に達した。そのあとエレベーターは20秒間一定の速度で上昇（等速運動）してから一定の加速度で15秒間減速して最上階に達した。最上階の高さは地上から何mか。

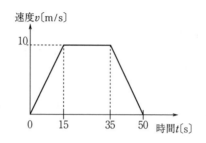

（1） 200 （2） 333 （3） 350 （4） 500 （5） 634

【AM 26】 27℃の環境に置かれた容積10 Lの密閉された容器に0.1 MPa（絶対圧）の空気が封入されている。容器が加熱されて空気の温度が57℃に上昇したとき，容器内の圧力（絶対圧）は何MPaになるか。ただし，空気は理想気体とする。
（1） 0.11 （2） 0.16 （3） 0.21 （4） 0.68 （5） 1.1

【AM 37】 AM放送（中波放送）の波長として正しいのはどれか。
（1） 3×10^3 m （2） 3×10^2 m （3） 3×10^1 m （4） 3×10^0 m
（5） 3×10^{-1} m

【AM 59】 生体組織の力学的性質について誤っているのはどれか。
（1） 血漿は非圧縮性流体である。
（2） 軟部組織は硬組織に比べヤング率が小さい。
（3） 軟部組織のポアソン比はおよそ0.5である。
（4） 大静脈でのレイノルズ数は上腕動脈でのレイノルズ数より小さい。
（5） ヤング率が同じであれば，太い血管ほど脈波伝搬速度は小さい。

【PM 07】 X線管で発生させたX線が厚さ2 mmの板を透過すると，強度が元の1/2倍になった。同じ板を3枚重ねて透過させたとき，X線の強度は元のおよそ何倍になるか。
（1） 1/12 （2） 1/8 （3） 1/6 （4） 1/3 （5） 1/2

第37回 （2015年）

【AM 10】 誤っているのはどれか。
（1） 可聴周波数範囲は20 Hz 〜 20 kHzである。

（2）　側頭葉に一次聴覚野が存在する。

（3）　小脳は平衡覚にも関与する。

（4）　音は耳小骨を介して鼓膜に伝わる。

（5）　内耳の異常により眼振が誘発されることがある。

【AM 21】　粘性率の単位として正しいのはどれか。

（1）　J/s　　（2）　K·mol　　（3）　N·m　　（4）　Ps·s　　（5）　W·s

【AM 22】　振動数 200 Hz の音源が, 静止している観測者に向かって音速の 2/3 の速さで近づいている。音速が 330 m/s のとき, 観測者が聞く音の周波数は何 Hz か。

（1）　300　　（2）　400　　（3）　500　　（4）　600　　（5）　700

【AM 23】　誤っている組合せはどれか。

（1）　プリズムに太陽光を通したら虹のようなスペクトルになる。――散乱

（2）　太陽光を障害物で遮ると陰の辺縁部も少し明るくなる。――回折

（3）　水を張った浴槽の底が実際より浅く見える。――屈折

（4）　水に浮いた油に白色光を当てるといろいろな色彩が見える。――干渉

（5）　カメラに専用のフィルタを装着すると水中の魚が良く写る。――偏光

【AM 24】　表面張力について正しいのはどれか。

（1）　表面積を大きくしようとする性質をもつ。

（2）　単位は N·m である。

（3）　温度が高くなると小さくなる。

（4）　水よりも水銀のほうが小さい。

（5）　固体には表面張力はない。

【AM 39】　0 ℃, 1 g の水に毎秒 700 J の熱エネルギーを加えたとき, 水の温度が 100 ℃になるまでにかかる時間はおよそ何 ms か。ただし, 水の比熱を 4.2 J/(g·℃) とする。

（1）　1　　（2）　6　　（3）　70　　（4）　150　　（5）　600

【AM 40】　半径 r, 長さ L のパイプ（管路）に粘性率 μ のニュートン流体を流した。流れのレイノルズ数を 100 としたとき, 誤っているのはどれか。

（1）　流体の速度は管内のどの部分でもほぼ等しい。

（2）　管路の抵抗は r の4乗に反比例する。

（3）　管路の抵抗は μ に反比例する。

（4）　管路の抵抗は L に比例する。

（5）　管内の流れは層流である。

【AM 55】 固有音響インピーダンスが最も大きい媒体はどれか。
（1） 骨 （2） 水 （3） 血液 （4） 筋肉 （5） 脂肪

【AM 56】 血流のレイノルズ数が最も大きいのはどれか。
（1） 大腿動脈 （2） 上行大動脈 （3） 腹部大動脈 （4） 細静脈
（5） 下大静脈

【AM 57】 生体における熱特性について誤っているのはどれか。
（1） 脂肪組織の熱伝導率は水より小さい。
（2） 生体内部の熱の移動は主に熱伝導による。
（3） 体表面での空気の対流は熱の放散を促進する。
（4） 運動時の熱産生は主に骨格筋に起因する。
（5） 体表面からの熱放射エネルギーの波長分布は赤外領域にある。

第38回（2016年）

【AM 20】 近視とそれを矯正するレンズとの組合せで正しいのはどれか。

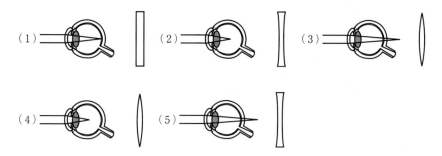

【AM 33】 圧力の単位でないのはどれか。
（1） hPa （2） cmH$_2$O （3） kg/(m·s^2) （4） Torr
（5） N·m

【AM 34】 媒質Aと媒質Bが平面で接している。光を媒質Aから媒質Bに入射させ
たところ，入射角が60°のときに屈折角が90°となり屈折光が両媒質の境界面
を進んだ。媒質Aに対する媒質Bの相対屈折率はいくらか。
（1） $\sqrt{3}/2$ （2） 1 （3） $\sqrt{2}$ （4） 3/2 （5） $\sqrt{3}$

【AM 35】 一定量の理想気体が状態が，図のように A → B → C → D の順に変化して A にもどった。このとき気体が外部にした仕事はいくらか。

（1） ゼロ

（2） $P_1 V_1$

（3） $P_2 V_2$

（4） $P_2 V_2 - P_1 V_1$

（5） $(P_2 - P_1)(V_2 - V_1)$

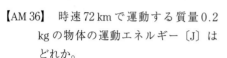

【AM 36】 時速 72 km で運動する質量 0.2 kg の物体の運動エネルギー〔J〕はどれか。

（1） 2 　　（2） 10 　　（3） 20 　　（4） 40 　　（5） 80

【AM 38】 図の矢印 A の相転移はどれか。

（1） 凝 縮

（2） 固 化

（3） 蒸 発

（4） 昇 華

（5） 結晶化

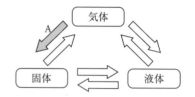

【AM 39】 誤っているのはどれか。

（1） 縦弾性係数の単位は〔m〕である。

（2） ひずみの単位は無次元である。

（3） 引張り応力は材料内部に働く単位面積あたりの力である。

（4） せん断応力は荷重に対して平行な断面に働く応力である。

（5） ポアソン比は横ひずみを縦ひずみで除した大きさである。

【AM 40】 ある円筒管の両端に圧力差を与えて流体を流す場合と比べて，この円筒管の 1/1000 の断面積を持つ細い管を 1000 本並列にして同じ圧力差で流体を流す場合，流量は何倍になるか。ただし太いほうの円筒管内の流れは層流とする。

（1） 1 　　（2） 1/10 　　（3） 1/100 　　（4） 1/1000

（5） 1/10000

【AM 41】 電磁波でないのはどれか。

（1） 赤外線 　　（2） X 線 　　（3） 紫外線 　　（4） 衝撃波

（5） マイクロ波

【AM 43】 生体軟部組織中を伝搬する 5 MHz の超音波の波長はおよそ何 mm か。

(1) 0.30 (2) 0.75 (3) 3.0 (4) 7.5 (5) 30

【AM 46】 同一被ばく線量の放射線に対して放射線感受性の最も高いのはどれか。

(1) 心臓 (2) 脳 (3) 肺 (4) 水晶体 (5) 生殖腺

【PM 03】 20 滴 1 mL の輸液セットを使用し，輸液ポンプを用いて 60 mL/h の流量で輸液を行っている。点滴筒内を滴下する液滴は 1 分間に何滴となるか。

(1) 3 (2) 20 (3) 30 (4) 60 (5) 120

第 39 回（2017 年）

【AM 22】 水 1 g の温度を 1℃ 上昇させるのに必要なエネルギーを E とする。この E で 1 g の物体を何 m 持ち上げられるか。ただし，水の比熱を 4.2 J/(g·K)，重力加速度の大きさを 9.8 m/s^2 とする。

(1) 1.0 (2) 4.2 (3) 10 (4) 43 (5) 430

【AM 23】 鏡に向かって a [m/s] の速さで垂直に近づくとき，自分の像が自分に対して近づく速さは何 m/s か。

(1) 0 (2) $a/2$ (3) a (4) $2a$ (5) 無限大

【AM 24】 雨上がりに強い太陽光が照りつけると二重の虹が見えた。正しいのはどれか。

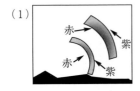
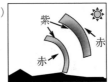
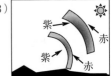
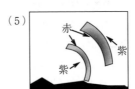

【AM 38】 図に示すように内径 d，長さ L の管がある。この管に流体を流したときの管路抵抗を R とすると，管路抵抗が R の半分となるのはどれか。

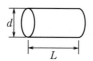

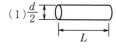

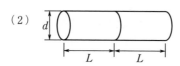

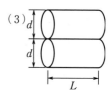

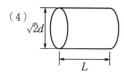

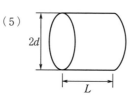

【AM 40】 ボイルの法則を表しているのはどれか。ただし，Pは圧力，Vは体積とする。

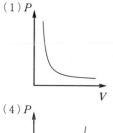

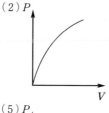

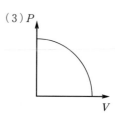

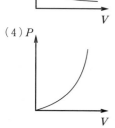

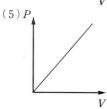

【AM 42】 音波の伝搬速度が最も速い組織はどれか。

(1) 骨 (2) 筋肉 (3) 脂肪 (4) 血液 (5) 腎

【PM 33】 20滴が1 mLに相当する輸液セットを用い，120 mL/hの速度で点滴する輸液ポンプがある。点滴チャンバ内の1分間あたりの滴下数はいくらか。

(1) 20 (2) 40 (3) 60 (4) 80 (5) 120

第 40 回（2018 年）

【AM 21】　圧力の単位〔Pa〕を SI 基本単位の組合せで表したのはどれか。

（1）　$m^2 \cdot kg \cdot s^{-1}$　（2）　$m \cdot kg \cdot s^{-2}$　（3）　$m^{-1} \cdot kg \cdot s^{-2}$　（4）　$m^{-2} \cdot kg \cdot s^{-1}$
（5）　$m^{-2} \cdot kg \cdot s^{-3}$

【AM 22】　図のように，ガラスと真空の境界面に光が入射し屈折した。真空に対する
ガラスの屈折率が 1.73（≒$\sqrt{3}$），入射角が 30°のとき，屈折角はおよそ何度か。

（1）　30°
（2）　45°
（3）　60°
（4）　75°
（5）　90°

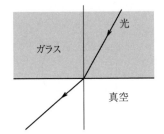

【AM 23】　静止している観測者に向かって振動数 900 Hz の音源が音速の 1/3 の速さ
で近づいている。音速が 330 m/s のとき，観測者が聞く振動数は何 Hz か。

（1）　450　　（2）　600　　（3）　900　　（4）　1350　　（5）　1500

【AM 39】　流体の粘性について正しいのはどれか。

（1）　温度に依存しない。
（2）　ヘマトクリット値が高くなると血液の粘性率は増加する。
（3）　毛細血管を流れる血液はニュートン流体と見なせる。
（4）　水は完全流体（理想流体）である。
（5）　粘性率の単位は Pa/s である。

【AM 40】　シャルルの法則を表しているのはどれか。ただし，気体は理想気体とし，
V は体積〔m^3〕，T は絶対温度〔K〕とする。

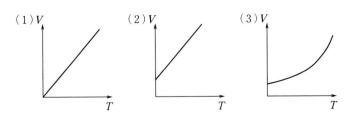

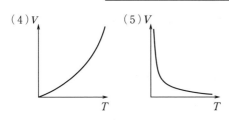

【AM 48】 固有音響インピーダンスが最も小さいのはどれか。

（1） 血液 （2） 脂肪 （3） 筋肉 （4） 骨 （5） 肺

【AM 50】 血液について誤っているのはどれか。

（1） 非ニュートン流体である。

（2） 力学的に等方的である。

（3） 比誘電率は周波数依存性がある。

（4） 超音波伝搬速度は空気中よりも速い。

（5） 吸光度は可視光領域でほぼ一定である。

第 41 回 （2019 年）

【AM 21】 電力を表すのはどれか。ただし，力の単位を〔N〕，距離の単位を〔m〕，時間の単位を〔s〕とする。

（1） N·m （2） N·m^{-1} （3） N·m^{-1} （4） N·m^{-2}

（5） N·m^{-2}·s

【AM 22】 空気中を伝搬する光が水面に入射した。光の進路として適切なのはどれか。ただし入射角は 45° とする。

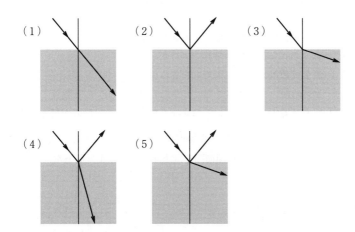

【AM 23】　振動数 600 Hz の音源が速さ 40 m/s でまっすぐに移動している。この音を音源の進行方向で静止して聞くときの振動数は何 Hz か。ただし音速は 340 m/s とする。

（1）　540　　　　（2）　560　　　　（3）　640　　　　（4）　680　　　　（5）　700

【AM 24】　波長が最も長いのはどれか。

（1）　赤外線　　　（2）　紫外線　　　（3）　極超短波　　　（4）　X 線
（5）　γ 線

【AM 38】　断面積 1 cm², 長さ 1 m の円柱棒の両端を 10 kN で引張ったところ，1 mm の伸びが生じた。この円柱棒のヤング率はどれか。

（1）　10 MPa　　　（2）　100 MPa　　　（3）　1 GPa　　　（4）　10 GPa
（5）　100 GPa

【AM 40】　なめらかに動くピストンを持つシリンダの内部に気体を閉じ込めた。最初の状態から体積を 4/3 倍，温度を 3/2 倍にすると，圧力は何倍になるか。

（1）　2　　　（2）　9/8　　　（3）　1　　　（4）　8/9　　　（5）　1/2

【AM 41】　放射能の単位はどれか。

（1）　Bq（ベクレル）　　　　（2）　Gy（グレイ）　　　　（3）　Sv（シーベルト）
（4）　lm（ルーメン）　　　　（5）　C/kg（クーロン毎キログラム）

【AM 42】　導電率が最も大きいのはどれか。

（1）　肝臓　　　（2）　皮下脂肪組織　　　（3）　骨格筋　　　（4）　皮質骨
（5）　血液

【AM 52】　診断や治療に用いる超音波が生体内を伝搬するときの一般的な性質について誤っているのはどれか。

（1）　波長が長い周波数成分ほど減衰しやすい。
（2）　音速の異なる組織の境界で屈折が起こる。
（3）　減衰は散乱以外の原因でも起こる。
（4）　生体組織（骨やガスを除く）中の音速は 1 500 m/s 程度である。
（5）　固有音響インピーダンスの異なる組織の境界で反射が起こる。

【PM 37】　20 滴が 1 mL の輸液セットを使用し，輸液ポンプを用いて流量設定 30 mL/h で輸液を行っている。点滴筒内を滴下する液滴は 1 分間あたり何滴か。

（1）　5　　　（2）　10　　　（3）　15　　　（4）　20　　　（5）　25

第42回（2021年）

【AM 11】 単位について誤っている組み合わせはどれか。

（1） J ─ N·m　（2） V ─ W/A　（3） T ─ V·s

（4） S ─ A/V　（5） Sv ─ J/kg

【AM 12】 音波について誤っているのはどれか。

（1） 気体中は縦波で伝搬する。

（2） 音速は温度に依存する。

（3） 波長が短いほど指向性が高い。

（4） 周波数が低いほど媒質中で減衰しやすい。

（5） 固有音響インピーダンスは媒質の密度と音速の積に等しい。

【AM 20】 粘性について誤っているのはどれか。

（1） 流体分子同士の結びつきの強さによる効果である。

（2） 37℃の水の粘性係数は10℃のときよりも大きい。

（3） 動粘性係数は$\dfrac{粘性係数}{密度}$で定義されている。

（4） 完全流体は粘性がないと仮定した流体である。

（5） ニュートン流体ではずり応力（せん断応力）がずり速度（せん断速度）に比例する。

【AM 28】 固有音響インピーダンスが最も大きいのはどれか。

（1） 肺　　　（2） 骨　　　（3） 脳　　　（4） 血液　　　（5） 筋肉

【AM 29】 図のように，水を入れた容器に細いガラス管を挿入したところ，ガラス管内の液面が上昇した。内径 d と液面上昇の高さ h との関係を示すグラフはどれか。

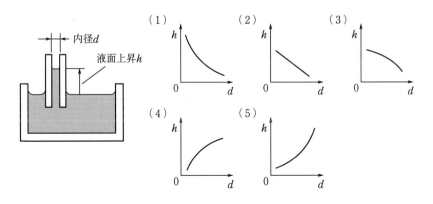

【PM 11】　単位の接頭語が示す倍数で誤っているのはどれか。

（1）　T — 10^{12}　　（2）　G — 10^6　　（3）　k — 10^3

（4）　μ — 10^{-6}　　（5）　n — 10^{-9}

【PM 12】　焦点距離 f の凸レンズを用いて物体をスクリーンに投影したところ，物体の 1.5 倍の大きさの実像ができた。レンズからスクリーンまでの距離はどれか。

（1）　f

（2）　$1.5f$

（3）　$2f$

（4）　$2.5f$

（5）　$3f$

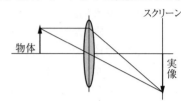

【PM 20】　ポンプで血液を流量 100 mL/s，圧力 150 mmHg で押し出すとき，ポンプのおよその出力〔W〕はどれか。

（1）　0.5　　　（2）　1　　　（3）　2　　　（4）　5　　　（5）　10

【PM 26】　β 線の性質について正しいのはどれか。

（1）　正常細胞には影響を与えない。

（2）　生体組織中では透過力が小さい。

（3）　空気中では存在できない。

（4）　生体組織中で α 線に変化する。

（5）　電離作用がない。

【PM 27】　生体軟部組織中を伝搬する 5 MHz の超音波の波長はおよそいくらか。

（1）　0.03 mm　　（2）　0.3 mm　　（3）　3 mm　　（4）　3 cm

（5）　30 cm

A.2 解 答 ・ 解 説

第31回（2009年）

【AM 21】（2）

正しくは $1\,\mathrm{N} = 1\,\mathrm{kg\cdot m/s^2}$。

【AM 22】（4）

$v = f\cdot\lambda$ を用いる。空気中では $v = 340\,\mathrm{m/s}$, $\lambda = 2\,\mathrm{m}$ なので $f = 170\,\mathrm{Hz}$。水中では $v = f\cdot\lambda = 170 \times 9 = 1\,530\,\mathrm{m/s}$。

【AM 24】（2）

この手の問題は0℃の水をエネルギーの基準に考えればよい。

氷の融解熱とは0℃，1gの氷を溶かして0℃，1gの水にするためのエネルギーのこと。100g，0℃の氷の持っているエネルギーは0℃の水より小さくて，$-80 \times 100 = -8\,000\,\mathrm{cal}$。400g，90℃のお湯の持っているエネルギーは $90 \times 400 = 36\,000\,\mathrm{cal}$。

これらを混ぜると500gの水になり，そのエネルギーは $36\,000 - 8\,000 = 28\,000\,\mathrm{cal}$。その温度は $28\,000/500 = 56\,℃$。

【AM 25】（1）

ポアズイユの式を思い出す。

L を管の長さ，P_1 を流入部の圧力，P_0 を流出部の圧力，Q を流量，r を管の半径，μ を流体の粘性率とすると

$$Q = \frac{\pi r^4 \Delta P}{8\mu L} \qquad (ただし，\ \Delta P = P_1 - P_0\ （圧力差）)$$

断面積が $1/10$ ということは，半径 r が $1/\sqrt{10}$ になったということ。このとき流量 Q は $1/100$ になる。これを10本集めると初めの状態の $1/10$ になる。

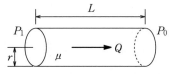

【AM 32】（4）

流れる電流は $10\,\mathrm{V}/25\,\Omega = 0.4\,\mathrm{A}$。消費電力は $10\,\mathrm{V} \times 0.4\,\mathrm{A} = 4\,\mathrm{W}$。つまり1秒間に4Jずつ消費するわけだから，10分間では $4 \times 60 \times 10 = 2\,400\,\mathrm{J}$。

【PM 40】（4）

下図のように急に太さの変わる流路を流体が流れている状態を考える。太矢印の流線に沿ってのベルヌーイの式はつぎのようになる。

$$p_1 + \rho g h_1 + \frac{1}{2}\rho v_1^2 = p_2 + \rho g h_2 + \frac{1}{2}\rho v_2^2$$

流路が短く平行であるとすると $h_1 = h_2$ としてよいので

$$p_1 - p_2$$

$$= \frac{1}{2} \rho (v_2{}^2 - v_1{}^2)$$

A 部分と B 部分の圧力差は静圧の差であり $\Delta p = p_1 - p_2$ とすると

静圧: p_1〔Pa〕   静圧: p_2〔Pa〕
流体密度: ρ〔kg/m³〕   流体密度: ρ〔kg/m³〕
基準点からの高さ: h_1〔m〕 基準点からの高さ: h_2〔m〕
流速: v_1〔m/s〕   流速: v_2〔m/s〕

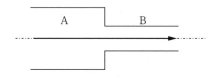

$$\Delta p = \frac{1}{2} \rho (v_2{}^2 - v_1{}^2)$$

細い流路ほど流速が早く $v_2 > v_1$ となる。2 乗すると $v_2{}^2 \gg v_1{}^2$ であるから $v_2{}^2 - v_1{}^2 \fallingdotseq v_2{}^2$ としてもよい。

$$\Delta p = \frac{1}{2} \rho v_2{}^2$$

つまり v_2 を測定すれば AB 間の圧力差がわかる。ただし $\rho v_2{}^2/2$ で計算される圧力差 Δp の単位は Pa である。ここは mmHg にしておきたい。760 mmHg $\fallingdotseq 10$ 万 Pa を使うと $\rho v_2{}^2/2$〔Pa〕$= (760/100\,000) \, \rho v_2{}^2/2$〔mmHg〕。

流体が血液だとすると，密度は水とほぼ同じで $\rho = 1\,000 \, \text{kg/m}^3$。これを代入すると $\Delta p = 3.8 v_2{}^2$。圧力換算や血液の密度に正しい値を使うと $\Delta p = 4 v_2{}^2$ となる。

第 32 回（2010 年）

【AM 21】（5）

1 W $= 1$ J/s である。

【AM 22】（1）

気体中の音速は圧力に無関係で温度が高いと音速が増加する。

【AM23】（2）

スネルの法則そのまま。

【AM 24】（1）

$$PV = nRT$$

「なめらかに動くピストン」というのは「圧力が一定」ということである。

加熱前：　$P \times 0.6 = nR \times (273 + 27) = 300 \, nR$

加熱後：　$P \times V = nR \times (273 + 127) = 400 \, nR$

$$\frac{\text{加熱前}}{\text{加熱後}} = \frac{0.6}{V} = \frac{300 \, nR}{400 \, nR} = 0.75$$

ここから $V = 0.8$ とわかる。

【AM 25】（2）

　　物体が落下する距離 y と落下時間 t との関係は $y = gt^2/2$ である。g は重力加速度で地球上では $9.8\,\mathrm{m/s^2}$ だが $g = 10$ で計算してよい。地球上で落下時間が 2 秒ということは，落下距離は t に 2 を代入して $2g(= 20\,\mathrm{m})$ となる。一方，月面では重力加速度が $1/6$ になるので先ほどの関係式は $y = (g/6)t^2/2$ となる。同じ高さから落としたわけだから，$20 = (g/6)t^2/2$ となり，$t^2 = 24$。t に近い整数は 5 である。質量 6 kg というのは目くらましで，この問題には必要ない。

【AM 27】（1）

　　生理学の問題のふりをしているが，問題をよく読むと単に「250 の 80 % はいくらか」というだけのことである。

【AM 28】（4）

　　圧力の単位変換問題の新形式。しかし，やるべきことは同じである。

　　　　$1\,\mathrm{kgf/cm^2} \fallingdotseq 1\,\mathrm{atm} \fallingdotseq 760\,\mathrm{mmHg} \fallingdotseq 1\,万\,\mathrm{mmH_2O} \fallingdotseq 10\,万\,\mathrm{Pa}$

（1）　$120\,\mathrm{Torr} = 120\,\mathrm{mmHg}$　　（正常）

（2）　$160\,\mathrm{hPa} = 16\,000\,\mathrm{Pa} \fallingdotseq 122\,\mathrm{mmHg}$　　（正常）

（3）　$0.150\,\mathrm{kgf/cm^2} \fallingdotseq 114\,\mathrm{mmHg}$　　（正常）

（4）　$15.8\,\mathrm{cmH_2O} = 158\,\mathrm{mmH_2O} \fallingdotseq 12\,\mathrm{mmHg}$　　（異常）

（5）　$0.015\,\mathrm{MPa} = 15\,000\,\mathrm{Pa} \fallingdotseq 114\,\mathrm{mmHg}$　　（正常）

この問題は，実はもう少し楽に解ける。圧力変換式を 10 分の 1 にすると

　　　　$0.1\,\mathrm{kgf/cm^2} \fallingdotseq 0.1\,\mathrm{atm} \fallingdotseq 76\,\mathrm{mmHg} \fallingdotseq 1\,000\,\mathrm{mmH_2O} \fallingdotseq 1\,万\,\mathrm{Pa}$

$76\,\mathrm{mmHg}$ というのは正常血圧の下限近くだろう。また，これを 2 倍すると

　　　　$0.2\,\mathrm{kgf/cm^2} \fallingdotseq 0.2\,\mathrm{atm} \fallingdotseq 152\,\mathrm{mmHg} \fallingdotseq 2\,000\,\mathrm{mmH_2O} \fallingdotseq 2\,万\,\mathrm{Pa}$

$152\,\mathrm{mmHg}$ というのは血圧としてはちょっと高すぎるが…，例えば $\mathrm{kgf/cm^2}$ で 0.1 ～ 0.2 の範囲なら正常と考えてもよいとする。すると，与えられた圧力を mmHg に変換しなくても（4）が明らかに異常であるとわかる。

　　$1\,\mathrm{kgf/cm^2} \fallingdotseq 1\,\mathrm{atm}$ … の換算式は $\fallingdotseq$ なので正確な値ではないが，大小の比較や血圧の正常・異常の判断（要するに ME 2 種問題）には十分対応できる。

【AM 42】（4）

　　細く，流量が少ない血管を選ぶとよい（レイノルズ数が大きい場合は逆）。

【AM 43】（5）

　　音響特性インピーダンスは，軟組織で約 $1.5 \times 10^6\,\mathrm{kg/m^2 \cdot s}$，骨で約 $7.8 \times 10^6\,\mathrm{kg/m^2 \cdot s}$。

【PM 23】（3）

　　実は単なる波の問題である（右図を参照）。紙送り速度が 50 mm/s ということは紙が 1 秒間に 50 mm 送られるということ。ここに 50 Hz（1 秒間に 50 回振動）の波が記録されたのだから，つまりは 1 mm に 1 回の波が記録されているわけである。記録紙 40 mm 当りには当然 40 回分（40 周期）の波が記録されている。

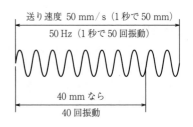

送り速度 50 mm/s（1 秒で 50 mm）
50 Hz（1 秒で 50 回振動）
40 mm なら
40 回振動

第 33 回（2011 年）

【AM 13】（4）

　　ふるえると熱を放散するのではなく，熱を産生してしまう。まあ熱放散が多いので（寒くて）ふるえるわけであり，そういう意味では間接的に関係あるともいえる。

【AM 21】（3）

　　1 グレイは 1 g ではなく 1 kg の物質に 1 J の放射エネルギーが吸収されたときの吸収線量。

【AM 22】（4）

　　ドップラー効果は頻出問題である。

$$f' = f \times \frac{c \pm v_o}{c \pm v_s} \quad \left(\begin{array}{l} \text{ただし,}\ c：音速,\ v_o：観測者の速度, \\ v_s：音源の速度。 \end{array} \right)$$

　　$c \pm v_o \longrightarrow$　近づこうとすれば +，遠ざかろうとすれば -。
　　$c \pm v_s \longrightarrow$　近づこうとすれば -，遠ざかろうとすれば +。

本問では $v_o = 0$，$v_s = c/10$ である。

【AM 23】（4）

　　下図①，②において AB = A′B′ である。①で二つの太線三角形は合同であるのでレンズから実像 A′B′ までの距離は $2f$ となる。②において二つの太線三角形は合同となり $L = 2f$ となる。

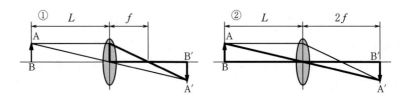

【AM 24】 （5）

これも頻出問題。$PV = nRT$ を使う。

加熱前： $1 \times V = 273\,nR$

加熱後： $1 \times 2V = (273 + x)\,nR$

$$\frac{加熱後}{加熱前} = 2 = \frac{(273 + x)\,nR}{273\,nR}$$

ここから $x = 273$ とわかる。

【AM 26】 （1）

流体の粘性率の単位は Pa·s である。

【AM 27】 （1）

圧力〔Pa〕＝力〔N〕/面積〔m²〕。圧力と面積がわかっているので力が計算できる。

圧力は換算式 $1\,kgf/cm^2 \fallingdotseq 1\,atm \fallingdotseq 760\,mmHg \fallingdotseq 1$ 万 $mmH_2O \fallingdotseq 10$ 万 Pa を使って $100\,mmHg \fallingdotseq 10$ 万 $/7.6\,Pa$。面積は $1\,cm^2 = 1 \times 10^{-4}\,m^2$ なので力＝圧力×面積 $= 1.32\,N$。

【AM 31】 （5）

並列だから抵抗にかかる電圧はすべて2 V，抵抗1本に流れる電流は $2/6$ A なので，抵抗1本当りの電力は $2 \times 2/6 = 2/3$ W となる。つまり1秒当り $2/3$ J のエネルギーを消費するわけで，10分間なら $2/3 \times 600 = 400$ J。これが5本ある。

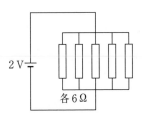

2 V　　各 6Ω

【AM 41】 （2）

表 10.1 参照。

【AM 42】 （2）

超音波の減衰が大きい順に並べると

肺 ＞ 骨 ＞ 空気 ＞ 筋肉 ＞ 脳 ＞ 脂肪 ＞ 血液

となる。生体関係の音響特性は覚えるべきことが多い。表 9.1 参照。

第 34 回（2012 年）

【AM 08】（4）

　　　熱の産生部位は安静時は筋肉で 20 %，呼吸および循環器系で 10 %，脳で 20 %，内臓で 50 % 程度。運動時には熱産生の 80 % を筋肉が担う。本問では安静時ではなく日常生活時であるし，内臓は心臓，腎臓，肝臓などとバラバラに書かれているので，ここは筋肉（骨格筋）を選んでおくのが正解。

【AM 21】（1）

　　　　　$1\,\mathrm{kgf/cm^2} ≒ 1\,\mathrm{atm} ≒ 760\,\mathrm{mmHg} ≒ 1\,万\,\mathrm{mmH_2O} ≒ 10\,万\,\mathrm{Pa}$

ここは Pa で考えてみよう。

（2）　$1\,\mathrm{kgf/cm^2} ≒ 10\,万\,\mathrm{Pa}$。（1）のほうが小さい。

（3）　$760\,\mathrm{mmHg} ≒ 10\,万\,\mathrm{Pa}$ だから $1\,\mathrm{mmHg} ≒ 10\,万\,/760\,\mathrm{Pa}$。（1）のほうが小さい。

（4）　$1\,\mathrm{cmH_2O} = 10\,\mathrm{mmH_2O} ≒ 100\,\mathrm{Pa}$。（1）のほうが小さい。

（5）　$1\,\mathrm{atm} ≒ 10\,万\,\mathrm{Pa}$。（1）のほうが小さい。

【AM 22】（5）

　　　超音波の減衰が大きい順に並べると

　　　　　肺 ＞ 骨 ＞ 空気 ＞ 筋肉 ＞ 脳 ＞ 脂肪 ＞ 血液

となる。表 9.1 参照。

　　（1），（2）は常識。（3），（4）は表 9.1 からわかる。誤っているのは（5）で，ドップラー効果の起こりやすさと周波数は関係がない。

【AM 23】（3）

　　　表 10.1 参照。

【AM 24】（4）

【AM 39】（2）

【AM 40】（3）

　　　　　$σ$（応力，〔Pa〕）$= E$（弾性率，〔Pa〕）$× ε$（ひずみ，無次元量）

　　　（3）は明らかに誤っているが，実は（1）も誤りである。

　　　応力はテンソルでありベクトルではない。臨床工学技士が学ぶ力学範囲ではテンソルというものは出てこないが，だからといって（1）が正しいことにはならない。出題者の意図が「どうせテンソルなんて習ってないだろうから，ベクトルってことでいいや」というものであるならずいぶんと傲慢であるし，まさかとは思うが「テンソルって何？」ということならずいぶんと怠慢である。どちらにしても不適切問題であることには違いない。

【AM 41】 （4）

超音波の進んだ距離は往復で 6 cm = 0.06 m，生体内での超音波の速度は 1 500 m/s なので，かかった時間は

$$\frac{0.06}{1\,500} = 4 \times 10^{-5}\,\text{s}$$

【AM 53】 （5）

（1）　画像診断には X 線が用いられる。

（2）　MR 検査には X 線を用いない。

（3）　X 線の遮へいには鉛板を用いる。

（4）　そんなわけないでしょう。スイッチを切れば X 線は止まるよ。

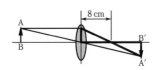

第 35 回 （2013 年）

【AM 21】 （5）

（5）　$1\,\text{T} = 1\,\text{N} \cdot \text{A}^{-1} \cdot \text{m}^{-1}$

【AM 22】 （3）

$\vec{F_1}$，$\vec{F_2}$ の合力 $\vec{F}$ を作図すると図（a）のようになる。$\vec{F_1}$，$\vec{F_2}$ の長さを 5 として $\vec{F}$ の長さを出せばよい。この時点で何となく（3）を選ぶことが可能である。一応，計算してみよう。図（a）の点線部分を 60° 回転させてわかりやすくしたのが図（b）である。さらに真ん中に補助線を引いて点線部分を抽出したのが図（c）で太線の長さの 2 倍が答になる。図（c）は三角定規でおなじみの 30°-60°-90° の三角形であるから，各辺の長さの比は $1:2:\sqrt{3}$ である。本問では 2 の部分が $\vec{F_1}$ で 5 N に相当するので $\sqrt{3}$ は約 4.3 になる。したがって，答はその 2 倍で 8.6 N となる。$\sqrt{3} = 1.732\cdots$ を知らなければ解けない。

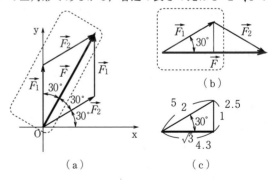

【AM 23】 （4）

図 10.1 参照。

【AM 24】 （3）

AB = A′B′ であるから二つの太い三角形は

合同である。したがって，レンズと実像 A′B′ との距離は 8 cm の 2 倍となる。

【AM 25】　（2）

　　　（1）　原子核は陽子と中性子からなる。

　　　（3）　電子の質量は陽子の約 1/1 800 である。

　　　（4）　質量数は陽子数と中性子数の合計である。

　　　（5）　原子番号（陽子数）が同じで質量数が異なる原子同士を同位体という。

【AM 39】　（4）

　　　特に解説は必要ないだろう。粘性が高い流体（水飴のようなネバネバ流体）が乱流になりやすいはずがない。

【AM 40】　（1）

　　　式を知っているかどうかだけの問題でヒネリはない。バネ－質点系の重要式はつぎのとおり。

　　　固有角振動数 $\omega_0 = \sqrt{\dfrac{k}{m}}$〔rad／s〕

　　　固有振動数　$f_0 = \dfrac{1}{2\pi}\sqrt{\dfrac{k}{m}}$〔Hz〕

　　　周期　　　　$T = \dfrac{1}{f_0}$〔s〕

【AM 41】　（3）

　　　骨は音響インピーダンスが高い。単なる骨ではなく「半月板」となっているところが新しい。

【AM 58】　（2）

　　　骨は論外。筋肉や内蔵より血液のほうが電気を通しやすい。

第 36 回（2014 年）

【AM 21】　（5）

　　　正しくは以下のとおり。

　　　（1）　$Pa - N\cdot m^{-2}$　　（2）　$J - N\cdot m$　　（3）　$W - J\cdot s^{-1}$

　　　（4）　$F - C\cdot V^{-1}$

【AM 22】　（3）

　　a線はヘリウムの原子核（陽子2個，中性子2個）の流れなので，これを放出すると原子番号は2減り質量数は4減る。

【AM 24】　（2）

　　ドップラー効果の問題。図のような状況である。ドップラー効果による周波数変化はつぎの式で与えられる。

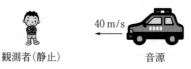

観測者(静止)　　　　音源

$$f' = f \times \frac{c \pm v_o}{c \pm v_s}$$

　　f'〔Hz〕：観測者が聞く音の周波数，f〔Hz〕：音源の周波数，c〔m/s〕：音速，v_o〔m/s〕：観測者の速度，v_s〔m/s〕：音源の速度。

　　　$c \pm v_o$ → 近づこうとすれば＋，遠ざかろうとすれば−。
　　　$c \pm v_s$ → 近づこうとすれば−，遠ざかろうとすれば＋。
　　$f = 300$，$c = 340$，$v_o = 0$，$v_s = 40$ とすると $f' = 340$ Hz となる。
ここで波の基本式 $v = f \cdot \lambda$ を使うと $340 = 340\lambda$ となり $\lambda = 1$ を得る。

【AM 25】　（3）

　　例えば5m/sで30秒間移動したとすると5×30＝150m動いたことになる。グラフで書けば下図のとおりで，5×30とは斜線部分の面積になっている。

　　速度が変化する場合も同様で，移動距離（本問では地上高）は台形部分の面積を計算すればよい。

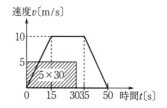

【AM 26】（1）

おなじみ $PV=nRT$。

加熱前：$0.1 \times 10 = nR \times 300$

加熱後：$P \times 10 = nR \times 330$

ここから $P=0.11$ となる。

【AM 37】（2）

日本の AM 放送（中波放送）の周波数は 531 kHz（NHK 第一（盛岡）など）～1 602 kHz（NHK 第二（旭川）など）である。電波の速度は光と同じで秒速 30 万 km，すなわち 3×10^8 m/s であるから $v=f \cdot \lambda$ で波長を計算すると

531 kHz →約 565 m，1 602 kHz →約 187 m

であり選択肢から選ぶとすると（2）の 300 m であろう。ただし波長 300 m の電波の周波数は 1 000 kHz であり，日本ではこの周波数での放送局はない。不適切問題とまではいわないが，変な問題である。

【AM 59】（4）

生体内レイノルズ数：大動脈＞大静脈＞動脈＞静脈＞毛細血管

【PM 07】（2）

板を一枚透過するごとに X 線強度が半分になる。

3 枚透過すると $1/2^3 = 1/8$ になる（下図）。

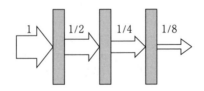

第 37 回（2015 年）

【AM 10】（4）

機械分野は（1）だけで，これは正しい。

耳小骨は鼓膜の内側にあり，鼓膜に伝わった振動を内耳に伝えるもの。

【AM 21】（4）

（1）J/s＝W（仕事率）。（2）K·mol。よくわからないけど少なくとも粘性率ではない。（3）N·m＝J（エネルギー）またはトルク。（5）W·s＝J（エネルギー）。

【AM 22】 （4）

ドップラー効果。式を覚えていれば解けるし，忘れていたら解けない。

$$f' = f \times \frac{c \pm v_o}{c \pm v_s}$$

f'〔Hz〕：観測者が聞く音の周波数，f〔Hz〕：音源の周波数，c〔m/s〕：音速，v_o〔m/s〕：観測者の速度，v_s〔m/s〕：音源の速度。

$c \pm v_o$ → 近づこうとすれば＋，遠ざかろうとすれば－。

$c \pm v_s$ → 近づこうとすれば－，遠ざかろうとすれば＋。

本問では $f = 200$，$c = 330$，$v_o = 0$，$v_s = 330 \times 2/3 = 220$ で $f' = 600$ となる。

【AM 23】 （1）

プリズムによる分光は光の屈折を利用したものである，なお，本書では光の性質は扱っていない。

【AM 24】 （3）

表面張力は表面積を小さくしようとする性質を持つ（だから水滴は丸い），単位は N/m である。水の表面張力約 72 mN/m，水銀の表面張力約 482 mN/m。固体にも表面張力が働き，惑星が丸いのは表面張力の影響である。

液体の表面張力のイメージとしては，表面張力が小さいと "びちゃー" っと広がり，表面張力が大きいと "ころころ" と丸まる。液体金属ターミネーター T1000 は水銀のイメージである。なお，本書では表面張力は扱っていない。

【AM 39】 （5）

水の比熱が 4.2 J/（g・℃）→1 g の水の温度を 1℃上げるのに 4.2 J 必要。

本問では 1 g の水の温度を 100℃上げるのだから 420 J 必要になる。1 秒間に 700 J のエネルギーが加えられるので，420 J だと 0.6 秒である。

【AM 40】 （1），（3）

パイプ中を流れる流体の臨界レイノルズ数（層流と乱流の境界）は 2 500 程度である。本問ではレイノルズ数が 100 なので層流となる。つまり（5）は正しい。

層流と乱流の流れ方は右図上のようになり，層流では管面近くでは流速が遅く管中央では早くなるので（1）は誤りである。

（2），（3），（4）は管路の抵抗について述べているので，どんなときに流体が流れにくくなるかを考えるとよい。

流体が流れにくくなるのは…

（2） r が小さくなる（管が細くなる）ときであり，（2）は正しい。

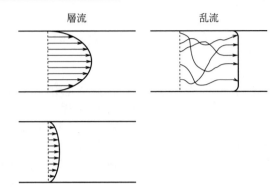

（3）　μ が増える（流体が粘っこくなる）ときであり，（3）は誤り。

（4）　L が大きい（管が長い）ときであり，（4）は正しい。

理論的にはポアズイユの式 $Q=\dfrac{\pi\,r^{4}\Delta P}{8\mu\,L}$ で確認すること。

というわけで，誤りが二つ（（1），（3））できてしまった。うーむ。レイノルズ数が 100 なのでかなり流速が遅いということが考えられる。もしかすると（1）に関しては図の下のように「管中央の最大流速の部分でも流速が小さいのだから，全体として管内のどの部分でも流速はほぼ同じ」というのが出題者の意図なのかもしれない。しかしレイノルズ数は流速だけで決まるわけではないので，この考え方にはツッコミどころがある。ここは単なる「解答が二つある不適切問題」としたほうがよいだろう。

【AM 55】　（1）

表 9.1 参照。

【AM 56】　（2）

一つひとつの血管のレイノルズ数の数字を覚える必要はない。要は血液が景気よくじゃんじゃん流れていそうな血管を選べばよい。

【AM 57】　（2）

生体内部の熱の移動はおもに血流による。

第 38 回（2016 年）

【AM 20】　（2）

近視・遠視の症状と矯正レンズは図のとおりである。

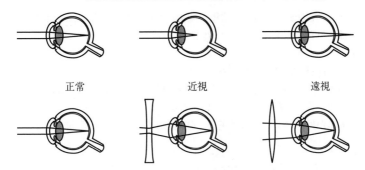

正常　　　　　　　　　近視　　　　　　　　　遠視

【AM 33】　（5）

（1），（2）はおなじみの単位。（4）の Torr は圧力の単位。1 Torr =
1 mmHg。過去には論文などで多く見かけたが現在ではこのような試験問題の
中に生き残っている。

（3）はわかりにくいが，実は Pa を SI 基本単位で書いたもの。

$$Pa = N/m^2 = (kg \cdot m/s^2)/m^2 = kg/(m \cdot s^2)$$

（5）の N·m は力のモーメント（トルク）またはエネルギーの単位。ただし
エネルギーの単位としては普通は J（ジュール）を使う。1 J = 1 N·m。

【AM 34】　（1）

状況を図にすると右のとおり。

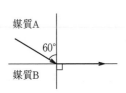

$$相対屈折率 = \frac{\sin(入射角)}{\sin(屈折角)} = \frac{\sin 60°}{\sin 90°}$$

$$= \frac{\sqrt{3}/2}{1} = \frac{\sqrt{3}}{2}$$

媒質A

60°

媒質B

【AM 35】　（5）

A → B → C → D → A を図にすると下のとおり。

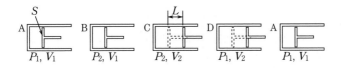

A → B：体積が一定のまま圧力が上昇。気体が外部にした仕事はゼロ。

B → C：圧力が一定のまま体積が増加。ピストンの断面積を S，ピストンの移
　　　　動距離を L としよう。圧力が P_2 なのでピストンにかかる力は $P_2 \cdot S$。
　　　　その力で L だけ動いたのだから，気体が外部にした仕事は $P_2 \cdot S \cdot L$。

C → D：体積が一定のまま圧力が減少。気体が外部にした仕事はゼロ。

D → A：圧力が一定のまま体積が減少。気体が外部からされた仕事は $P_1 \cdot S \cdot L$。答は"外部にした仕事"と"外部からされた仕事"の差し引きになる。したがって

$$P_2 \cdot S \cdot L - P_1 \cdot S \cdot L = (P_2 - P_1) \cdot S \cdot L$$

であるが，上の図をよく見ると $S \cdot L = (V_2 - V_1)$ になっていることがわかる。

結局，答は $(P_2 - P_1)(V_2 - V_1)$ となる。

気体が外部にする仕事は圧力−体積曲線（問題図）の面積となる。

【AM 36】（4）

時速 72 km を秒速に直すと 20 m/s である。運動エネルギーは $1/2mv^2$ であるから $1/2 \times 0.2 \times 0.2^2 = 40$ となる。

オリンピック選手は 100 m を 10 秒で，すなわち 10 m/s で走る。これを時速に直すと 36 km/h であることを知識として知っておくと，陸上競技を楽しめるかもしれない。

【AM 38】（4）

物質の三態は図のとおり。

物質の温度を上げてゆくと固体→液体→気体と相変化を起こす。普通はそこまでの知識で十分であるが，実はさらに温度を上げると原子核と電子がバラバラになってプラズマ化する。

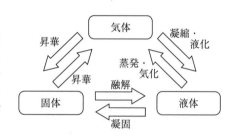

【AM 39】（1）

縦弾性係数はヤング率ともいい，単位は Pa である。

フックの法則は"応力 σ ＝ヤング率 E ×ひずみ ε"であるが，応力の単位は Pa，ひずみは（2）にあるように無次元量であるから，必然的にヤング率の単位は Pa となる。

【AM 40】（4）

第 31 回（2009）【AM 25】とほぼ同じ問題。ポアズイユの式 $Q = \pi r^4 \Delta P / 8\mu L$ を使う。

円筒管の断面積が 1/1 000 になったということは，半径が $1/\sqrt{1\,000} = 1/10\sqrt{10}$ 倍になったということ。例えば最初の半径が r なら断面積は πr^2，後では $(r/10\sqrt{10})^2 \times \pi = \pi r^2 / 1\,000$ である。

$$\text{最初の流量：} Q_{最初} = \frac{\pi r^4 \Delta P}{8\mu L}$$

$$後の流量：Q_{後} = \frac{\pi\left(\dfrac{r}{10\sqrt{10}}\right)^4 \Delta P}{8\mu L} \times 1\,000 = \frac{\pi r^4 \Delta P}{8\mu L} \times \frac{1}{1\,000}$$

【AM 41】（4）

【AM 43】（1）

波の基本式 $v = f \cdot \lambda$ を使う。本問では $f = 5\,\mathrm{MHz} = 5 \times 10^6\,\mathrm{Hz}$，また生体軟部組織中であるから $v = 1\,500\,\mathrm{m/s}$。したがって $\lambda = v/f = 3 \times 10^{-4}\,\mathrm{m} = 0.3\,\mathrm{mm}$。

【AM 46】（5）

細胞分裂が活発な組織が大きな影響を受ける。

【PM 03】（2）

$60\,\mathrm{mL/h}$（1時間で $60\,\mathrm{mL}$）ということは1分で $1\,\mathrm{mL}$。20滴 $1\,\mathrm{mL}$ なのだから1分間で20滴である。

第39回（2017年）

【AM 22】（5）

水 $1\,\mathrm{g}$ の温度を $1\,\mathrm{^\circ C}$ 上昇させるのに必要なエネルギーとは水の比熱のことで，すなわち $E = 4.2\,\mathrm{J}$ である。このエネルギーで $1\,\mathrm{g}$（$= 0.001\,\mathrm{kg}$）の物体を h メートル持ち上げられるとすると $mgh = 0.001 \times 9.8 \times h = 4.2$。ここから $h = 428.6\,\mathrm{m}$ となる。

【AM 23】（4）

自分が鏡に向かって $a\,\mathrm{[m/s]}$ の速さで近づくと，鏡の中の自分もこちらに向かって $a\,\mathrm{[m/s]}$ の速さで近づいてくる。自分の像が自分に対して近づく速さは $2a$ である。

【AM 24】（5）

虹は太陽と反対方向に見えるので（1）か（5）が答になる。虹の色の数は国によってさまざまで，アメリカやイギリスでは6色，フランス・ドイツ・中国では5色，ロシアでは4色に見えるらしい。日本では7色で，一般に内側から，紫，藍，青，緑，黄，橙，赤ということになっている。二重の虹の場合，内側が主虹，外側が副虹で副虹の色の並びは主虹と反対になる。答は（5）である。虹のできる理由，色の順番の理由，副虹の理由，副虹では色の順番が逆になる理由，はかなりややこしい。

【AM 38】（3）

管路抵抗が半分となるというのは，つまり流量が2倍になるということ。難

しいことを考えなくても（3）が答だとわかる。

　　流れが層流か乱流か不明なので，ポアズイユの式 $Q=\dfrac{\pi\, r^4 \Delta P}{8\mu L}$ を使えるかど

うかわからないが（3）なら層流乱流関係なく流量が2倍になる。ちなみに流れが層流でポアズイユの式が使える場合は，

　　（1）　管路抵抗は16倍，すなわち流量1/16倍。

　　（2）　管路抵抗は2倍，すなわち流量1/2倍。

　　（4）　管路抵抗は1/4倍，すなわち流量4倍。

　　（5）　管路抵抗は1/16倍，すなわち流量16倍。

【AM 40】　（1）

　　ボイルシャルルの法則（$PV=nRT$）は，実はボイルの法則とシャルルの法則をくっつけたものである。ボイルの法則は温度が一定なら $PV=$ 一定になるというもの。つまり P と V は反比例するので（1）が答となる。シャルルの法則は圧力が一定なら $V/\mathrm{T}=$ 一定というもの。

【AM 42】　（1）

　　表9.1参照。

【PM 33】　（2）

　　$120\,\mathrm{mL/h}$ の速度とは1分で $2\,\mathrm{mL}$ であるから1分で40滴になる。

第40回（2018年）

【AM 21】　（3）

$$Pa=N\cdot m^{-2}=kg\cdot m\cdot s^{-2}\cdot m^{-2}=m^{-1}\cdot kg\cdot s^{-2}$$

【AM 22】　（3）

　　入射角，屈折角の場所を確認しよう。右図で θ_A が入射角，θ_B が屈折角であり本問では $\theta_A=30°$ である。媒質 A（ガラス）に対する媒質 B（真空）の屈折率は $\sin\theta_A/\sin\theta_B$ で表される。本問では真空

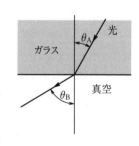

（媒質 B）に対するガラス（媒質 A）の屈折率 $\sin\theta_B/\sin\theta_A$ が与えられている。

$$\frac{\sin\theta_B}{\sin\theta_A}=\frac{\sin\theta_B}{\sin 30°}=\frac{\sin\theta_B}{1/2}=\sqrt{3}$$

$$\sin\theta_B=\frac{\sqrt{3}}{2}\qquad \therefore\ \theta_B=60°$$

【AM 23】　（4）

　　音源が近づいてくるので音は高くなる，すなわち観測者が聞く振動数は

900 Hz 以上になる。この時点で（4）か（5）に絞られる。

ドップラー効果による周波数変化はつぎの式で与えられる。

$$f' = f \times \frac{c \pm v_o}{c \pm v_s}$$

f' [Hz]：観測者が聞く音の周波数，f [Hz]：音源の周波数，c [m/s]：音速，v_o [m/s]：観測者の速度，v_s [m/s]：音源の速度。

$c \pm v_o \rightarrow$ 近づこうとすれば＋，遠ざかろうとすれば－。

$c \pm v_s \rightarrow$ 近づこうとすれば－，遠ざかろうとすれば＋。

本問では $f = 900$ Hz，$c = 330$ m/s，$v_o = 0$ m/s，$v_s = 330 \times (1/3) = 110$ m/s。

$$f' = f \times \frac{c \pm v_o}{c \pm v_s} = 900 \times \frac{330}{330 - 110} = 900 \times \frac{330}{220} = 1\,350\ \text{Hz}$$

【AM 39】（2）

（1） 温度が高いと粘性率は低くなる。

（2） そのとおり。

（3） 細い血管中に大きな血球がある状態で，ニュートン流体とはいえない。

（4） 完全流体（理想流体）は存在しない（粘性の低い流体を完全流体と見なして計算することはある）。

（5） 粘性率の単位は Pa·s である。

【AM40】（1）

2017 年はボイルの法則が出題されている。今年はシャルルの法則である。ボイルシャルルの法則（$PV = nRT$）は，実はボイルの法則とシャルルの法則をくっつけたものである。シャルルの法則は圧力が一定なら $V/T =$ 一定というもの。つまり V と T は比例するわけで，答は（1）である。

【AM 48】（5）

表 9.1 参照。

【AM 50】（5）

吸光度は可視光領域で一定ではなく，酸素飽和度が高いと赤色光の吸光度は低下する。

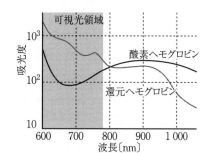

第 41 回（2019 年）

【AM 21】（2）

電力の単位は W（ワット）であり，つまり電力は仕事率なのである。仕事率＝仕事／時間＝力×距離／時間＝ N·m·s^{-1}。

【AM 22】（4）

　　入射角 45° では全反射にはならない。光は水面での反射光と水中への屈折光に分かれる。すなわち（4）か（5）である。

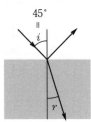

　　空気の屈折率は真空とほぼ同じで1としてよい。水の屈折率は約 1.33 程度である。

入射角を i，屈折角を r とすると

　　$1.33 = \sin i / \sin r = \sin 45° / \sin r = (1/\sqrt{2}) / \sin r$

これより $\sin r = 0.53$。$\sin 45° = 0.7$ であるから r は 45° より小さい。すなわち（4）が答となる。

【AM 23】（4）

　　ドップラー効果の公式に与えられた数値を代入すればよい。

$$f' = f \times \frac{c \pm v_o}{c \pm v_s} = 600 \times \frac{340 \pm 0}{340 - 40} = 680$$

【AM 24】（3）

　　極超短波はラジオ波に含まれる（図 10.1 参照）。

【AM 38】（5）

　　フックの法則に与えられた数値を代入すればよい。

$$\frac{力〔N〕}{断面積〔m^2〕} = ヤング率〔Pa〕 \times \frac{変形〔m〕}{元の長さ〔m〕}$$

$1\,cm^2 = 1 \times 10^{-4}\,m^2$ などの変換には気をつけよう。

【AM 40】（2）

　　状態変化の前後でボイルシャルルの法則を使う。

　　　　前：$P_前 \cdot V = nRT$　　　　　　→ $P_前 = nRT / V$

　　　　後：$P_後 \cdot (4/3)\,V = nR(3/2)\,T$　→ $P_後 = (9/8)nRT / V$

よって圧力は 9/8 倍になる。

【AM 41】（1）　（以下の説明は広辞苑第七版より）

　（1）　Bq　　放射能：1秒間に1回崩壊する放射能の強さが 1 Bq
　（2）　Gy　　吸収線量：物質 1 kg 当り 1 J のときが 1 Gy
　（3）　Sv　　線量当量：放射線の人体や生物に対する影響の度合を表す単位
　（4）　lm　　光束：1 lm は 1 cd の一様な光度の点光源から単位立体角
　　　　　　　　　　（1 sr）に放射する光束
　（5）　C/kg　照射線量：X線またはγ線の放射線としての強さを表す量，
　　　　　　　　　　またはそれらによる被爆の量

【AM 42】（5）

【AM 52】（1）

（1）波長が長い→周波数が低い→減衰しにくい

【PM 37】（2）

30 mL/h（1時間（60分）で30 mL）だから1分当り0.5 mL。1 mLが20滴だから0.5 mLなら10滴になる。

第42回（2021年）

【AM 11】（3）

T ― V·s·m^{-2}

【AM 12】（4）

周波数が<u>高い</u>ほど媒質中で減衰しやすい。

【AM 20】（2）

一般的に温度が上がると粘性係数は低下する。水だと実感しにくいが，ピーナッツバターのようなものを想像するとよい。

【AM 28】（2）

【AM 29】（1）

ME2種初登場の毛細管現象。原理は表面張力である。感覚的にわかると思うが管の内径 d が小さいほうが液面 h は高くなる。その関係は反比例で d が半分になると h は2倍になる。

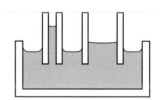

【PM 11】（2）

G ― 10^9

【PM 12】（4）

右図のように作図をしてみればよい。

① 高さ h の物体がある。

② レンズの焦点距離は f である。

③ 物体の1.5倍の大きさの像ができる。

④ 二つの太い三角形は相似形でありここの長さは1.5fである。

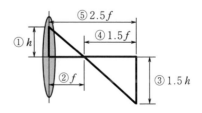

⑤ レンズからスクリーンまでの距離は 2.5 f である。

【PM 20】（3）

　どのように考えるべきかわからない人も多いだろう。出力〔W〕とは（単位を見ればわかるとおり）仕事率（1秒間になされる仕事）のことである。仕事とは力〔N〕×移動距離〔m〕である。つまり1秒分の力〔N〕×移動距離〔m〕を計算すればよい。

　状況を図にしてみよう。体積 100 mL＝100 cm³ なので断面積 1 cm²，長さ100 cm＝1 m の棒を考える。流量 100 mL/s なのでこの棒は1秒ですべて押し出される。つまり移動距離は1 m である。そのときの力は圧力から計算できる。

　まずは 150 mmHg を Pa に変換すると 150×10万/760 Pa である。これが 1 cm²

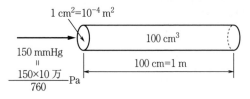

＝10⁻⁴ m² にかかるのだから（150×10万/760）×10⁻⁴ N。1秒間の力〔N〕と移動距離〔m〕が出たのでこれをかけ算すると 2 W となる。

【PM 26】（2）

　表 10.1 参照。

【PM 27】（2）

　$v = f \cdot \lambda$。生体軟部組織での超音波の速度は $v = 1\,500$ m/s。$f = 5$ MHz $= 5 \times 10^6$ Hz。

　$\lambda = v/f = 1\,500/(5 \times 10^6) = 0.000\,3$ m $= 0.3$ mm。

B.　臨床工学技士国家試験

B.1　問　　　題

第 22 回（2009 年）

【AM 80】　質量 m の物体が初速度 0 で落下するとき，時間 t 秒後の落下距離はどれか。ただし，重力加速度は g，空気抵抗は無視する。

　　（1）　mg　　（2）　gt　　（3）　$\dfrac{1}{2}gt^2$　　（4）　gt^2　　（5）　$\sqrt{2mgh}$

【AM 81】　断面積 $100\,\mathrm{mm}^2$，長さ 1 m の鋼材に 10 kN の引張り加重を加えたときの伸びはいくらか。ただし，鋼材のヤング率は 200 GPa とする。

　　（1）　0.1 mm　　（2）　0.5 mm　　（3）　1 mm　　（4）　5 mm
　　（5）　10 mm

【AM 82】　半径 R，長さ L の円管内を粘性率 μ の液体が流量 Q で流れている。流れが定常な層流のとき，管の上流と下流の圧力差はどれか。

　　（1）　$\dfrac{\pi R^2 Q}{8\mu L}$　　（2）　$\dfrac{\pi R^3 Q}{8\mu L}$　　（3）　$\dfrac{8\mu L Q}{\pi R^4}$　　（4）　$\dfrac{128\mu L Q}{\pi R^3}$　　（5）　$\dfrac{128\mu L Q}{\pi R^4}$

【AM 83】　波動において角振動数を ω，振動数を f，速度を v，波長を λ とするとき周期はどれか。

　　（1）　$2\pi f$　　（2）　$1/f$　　（3）　λ/f　　（4）　$\lambda\omega$　　（5）　fv

【AM 84】　40 ℃の水 1 kg に 10 ℃の水 2 kg を加えたときの水の温度はどれか。
　　（1）　15 ℃　　（2）　20 ℃　　（3）　25 ℃　　（4）　30 ℃　　（5）　35 ℃

【PM 80】　図のように点 A に静止していた質量 m の物体が斜面を滑り降りた後，水平面を滑走する。区間 ABC は滑らかで，点 C より先は一様な摩擦があるとする。物体の速さの変化を表すグラフとして最も適切なのはどれか。

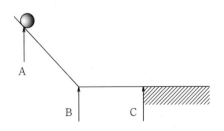

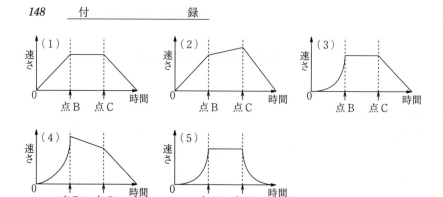

【PM 81】　図に示す応力-ひずみ線図で正しいのはどれか。

　　a．O-B 間ではひずみが応力に比例する。

　　b．B 点の応力を比例限度という。

　　c．D 点を降伏応力という。

　　d．O-A 間では応力を取り去ればひずみは残らない。

　　e．D 点以降の減少をクリープという。

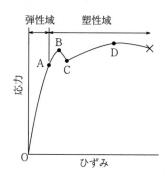

　　（1）　ab　　（2）　ae　　（3）　bc　　（4）　cd　　（5）　de

【PM 83】　27℃，1気圧で1 l の理想気体がある。圧力を1気圧に保ったまま温度を変化させたところ，体積が1.2 l になった。温度の変化はどれか。

　　（1）　5.4℃下降　　（2）　2.7℃下降　　（3）　5.4℃上昇

　　（4）　30℃上昇　　（5）　60℃上昇

第 23 回 （2010 年）

【AM 80】　直径100 mm の円周上を周速度2 m/s で円運動するときの向心加速度〔m/s²〕

はどれか。

（1） 10　（2） 20　（3） 40　（4） 80　（5） 160

【AM 81】　2 kN の引張り荷重を受ける軟鋼丸棒を安全に使用するために必要な断面積は何 mm^2 か。ただし軟鋼の引張り強さは 400 MPa，安全率は 5 とする。

（1） 5　（2） 25　（3） 50　（4） 250　（5） 500

【AM 82】　円管内の定常な層流において管の内径を元の 50 % にしたとき，抵抗は何倍になるか。

（1） 2　（2） 4　（3） 8　（4） 16　（5） 32

【AM 83】　図の正弦波が実線の位置から 1 秒後に破線の位置に伝搬した。振動数〔Hz〕はどれか。

（1） 0.1
（2） 0.25
（3） 0.5
（4） 0.75
（5） 1

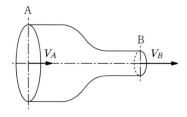

【AM 84】　20 ℃，100 g の水を 1 分間加熱して 30 ℃ とするために必要な仕事率〔W〕はどれか。ただし水の比熱は 4.2 J/(g·℃) とする。

（1） 7　（2） 42　（3） 70　（4） 420　（5） 700

【PM 80】　地表から鉛直上方に物体を発射する実験を行った。月面において同じ初速度でこの実験を行うと物体は地表での実験の何倍の高さまで上昇するか。ただし，月面の重力加速度は地上の 1/6 とし地表での空気抵抗は考えない。

（1） 36　（2） 6　（3） $\sqrt{6}$　（4） 1　（5） 1/6

【PM 81】　図のように内径が変化する管内に理想流体が流れるとき AB 間の圧力差に比例するのはどれか。ただし A，B における流速を V_A，V_B とする。

（a）　V_A　（b）　V_B　（c）　$V_A - V_B$
（d）　V_A^2　（e）　$(V_A - V_B)^2$

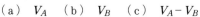

【PM 82】　血圧 130 mmHg は何 kPa に相当するか。

（1） 0.173　（2） 1.73　（3） 17.3　（4） 173　（5） 1 730

【PM 83】　ドップラー効果について誤っているのはどれか。

（1）　音源と観測者との相対運動によって生じる。

（2）　音源が接近する場合には音が高く聞こえる。

（3）　山びこはドップラー効果である。

（4）　光においても認められる。

（5）　周波数に関する現象である。

【PM 84】　熱の移動について正しいのはどれか。

a．伝導の大きさは物質によって異なる。

b．真空中に置かれた物体内では伝導は起こらない。

c．空気の対流は無重力状態でも起こる。

d．黒いものがよく暖まるのは対流による。

e．太陽光線に当たると暖かく感じるのは放射による。

（1）　ab　（2）　ae　（3）　bc　（4）　cd　（5）　de

【PM 87】　正しいのはどれか。

a．レイノルズ数は流れの慣性力と粘性力との比を表す無次元数である。

b．健常人の血液粘性率は水の3～5倍である。

c．粘性が流速に関係なく一定の場合は非ニュートン流体とよばれる。

d．圧差一定の層流では流量は円管内径の2乗に比例する。

e．ヘマトクリット値が増加すると血液粘性率は増加する。

（1）　abc　（2）　abe　（3）　ade　（4）　bcd　（5）　cde

第24回（2011年）

【AM 80】　質量が無視できる直角三角形の板が，図のように頂点 A を中心として抵抗なく回転可能である。頂点 C には辺 BC と平行な方向に 10 N の力が作用している。板が回転しないために頂点 B に加える力はどれか。ただし x 軸は辺 AC，y 軸は辺 AB に平行とし，矢印方向を正とする。

（1）　x 軸の正方向に 6 N

（2）　x 軸の負方向に 6 N

（3）　x 軸の負方向に 8 N

（4）　y 軸の正方向に 6 N

（5）　y 軸の負方向に 8 N

【AM 81】　直径 60 mm，長さ 300 mm のナイロン製の棒

材が長軸方向に一様に圧縮されて 1.5 mm 短縮したときの直径の増大分〔mm〕はどれか。ただし，ナイロンのポアソン比は 0.4 とする。

（1） 0.012　（2） 0.075　（3） 0.12　（4） 0.60　（5） 0.75

【AM 82】　内直径 10 mm の円管の中を動粘度 4×10^{-6} m^2/s の流体が速度 1 m/s で流れているときのレイノルズ数はどれか。ただし動粘度は (粘度)/(密度) である。

（1）　40　（2）　250　（3）　400　（4） 2 500　（5） 4 000

【AM 83】　図は x 軸上を正の向きに進む縦波の，ある時刻における変位を y 軸に示している。x 軸上で媒質が最も密な位置はどれか。

（1）　A
（2）　B
（3）　C
（4）　D
（5）　E

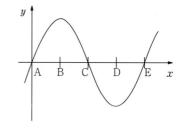

【AM 84】　50 ℃ の水 10 kg に 20 ℃ の水を加えて水温を 40 ℃ とした。加えた 20 ℃ の水の質量〔kg〕はどれか。

（1）　1　（2）　5　（3）　10　（4）　50　（5）　100

【PM 80】　誤っているのはどれか。

（1）　遠心力は円運動における慣性力である。
（2）　遠心力は円運動の角速度に比例する。
（3）　遠心力は円運動を行う質点の質量に比例する。
（4）　遠心力は円の外側方向に向く力である。
（5）　遠心力は回転の中心から質点を結んだ線上に働く。

【PM 81】　皮膚をヒモ状に切り出して一端を固定し，他端におもりをぶら下げると長さが徐々に増加した。この現象はどれか。

（1）　応力弛緩現象　（2）　弾性余効現象　（3）　ピーキング現象
（4）　滑り変形現象　（5）　クリープ現象

【PM 82】　水平な円管内における流体の圧力で誤っているのはどれか。ただし静水圧は 0 とし，外部とのエネルギーのやりとりはないものとする。

（1）　流速が 2 倍になると動圧は 2 倍になる。
（2）　流体の密度が 2 倍になると動圧は 2 倍になる。
（3）　総圧は静圧と動圧との和になる。

（4）　動圧が下がると静圧が上がる。

（5）　流速を0にすると総圧は静圧に等しくなる。

【PM 84】　27℃，1気圧で1Lの理想気体を加熱し，127℃，2気圧としたとき，気体の体積〔L〕はおよそいくらか。

（1）　0.50　　（2）　0.67　　（3）　1.3　　（4）　2.0　　（5）　2.4

【PM 85】　正しいのはどれか。

a．血液は非ニュートン流体である。

b．毛細血管の流れは乱流である。

c．脈波伝搬速度は血管壁が柔らかいほど速い。

d．ポアズイユの式では流量は半径の2乗に比例する。

e．細い血管で赤血球が中央部分に集中する現象をシグマ効果という。

（1）　ab　　（2）　ae　　（3）　bc　　（4）　cd　　（5）　de

第25回（2012年）

【AM 80】　摩擦のない水平な直線レール上を速さ2.0 m/sで進んでいた質量5.0 kgの質点が，動摩擦係数0.10の摩擦領域に入った。制動距離〔m〕はどれか。ただし空気抵抗は無視し，重力加速度は9.8 m/s²とする。

（1）　1.0　　（2）　1.5　　（3）　2.0　　（4）　5.0　　（5）　10

【AM 81】　長さ1 mの鋼材に10 kNの引張り荷重を加えたとき1 mm伸びた。この鋼材の断面積〔mm²〕はどれか。ただし鋼材のヤング率は200 GPaとする。

（1）　2　　（2）　5　　（3）　20　　（4）　50　　（5）　200

【AM 82】　臨界レイノルズ数に最も近いのはどれか。

（1）　25　　（2）　100　　（3）　500　　（4）　2 500　　（5）　10 000

【AM 84】　理想気体の入ったシリンダーが1気圧の大気中にあり，気体の温度が127℃のとき$L = 20$ cmである。加熱して$L = 50$ cmとなるときの気体の温度〔℃〕はどれか。ただしピストンの摩擦は無視できるとする。

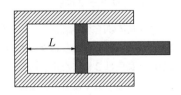

（1）　327　　（2）　427　　（3）　527　　（4）　627　　（5）　727

【AM 86】 物性を表す用語と単位との組み合わせで誤っているのはどれか。

 （1）粘性率 … Pa·s （2）ずり速度 … s^{-1} （3）応力 … Pa·m

 （4）ひずみ … 無次元 （5）密度 … kg·m^{-3}

【PM 25】 単位の組み合わせで誤っているのはどれか。

 （1）1 atm … 10.34 mH$_2$O （2）1 F … 1 A·s·V^{-1}

 （3）1 Gy … 1 J·kg^{-1} （4）1 T … 1 Wb·m^{-2}

 （5）1 H … 1 A·V·s^{-1}

【PM 43】 室温が 27℃ で 15 MPa に充填された酸素ボンベの保管場所の温度が 57℃ へ上昇したとき，ボンベ内の圧力変化〔kPa〕はおよそいくらか。

 （1）150 （2）500 （3）1 000 （4）1 500 （5）2 000

【PM 80】 質量 m の物体が半径 r，周速度 v で等速円運動をしているときの向心力はどれか。

 （1）mrv （2）mrv^2 （3）mr^2v^2 （4）$m\dfrac{v}{r}$ （5）$m\dfrac{v^2}{r}$

【PM 81】 誤っているのはどれか。

 （1）物体に力を加えたときに生じるモーメントには曲げとねじりがある。

 （2）力を取り除くとひずみが 0 に戻る変形を塑性変形という。

 （3）降伏応力が高いほど材料としての強度は高い。

 （4）ポアソン比は縦ひずみと横ひずみの関係を表す。

 （5）力を加えた方向と平行な面に発生する応力をせん断応力という。

【PM 82】 100 mmHg を SI 単位で表す場合，最も近いのはどれか。

 （1）7.52 Pa （2）13.3 Pa （3）7.52 kPa （4）13.3 kPa

 （5）7.52 MPa

【PM 83】 波動について正しいのはどれか。

 a．二つの波動が重なると波動の散乱が起こる。

 b．縦波と横波の伝搬速度は同じである。

 c．波動の伝搬速度を v，振動数を f，波長を λ とすると $v = \lambda f$ である。

 d．波動の干渉によって周期的な腹と節を有する定常波が生じる。

 e．弾性体の棒の中を伝わる縦波の伝搬速度はヤング率の平方根に反比例する。

 （1）a, b （2）a, e （3）b, c （4）c, d （5）d, e

【PM 84】 熱の移動について正しいのはどれか。

 a．熱は真空中を放射によって伝わる。

 b．空気は水よりも熱伝導率が大きい。

c．液体中では対流による熱の移動はない。

d．血流は体内で熱を移動させる。

e．脂肪組織は筋組織よりも断熱効果が大きい。

（1） a, b, c　　（2） a, b, e　　（3） a, d, e　　（4） b, c, d

（5） c, d, e

【PM 85】　筋の特性音響インピーダンスを 2×10^6 kg·m^{-2}·s^{-1}，骨の特性音響イン
ピーダンスを 8×10^6 kg·m^{-2}·s^{-1} としたとき，筋から骨に伝わる超音波の反
射係数はどれか。

（1） 0.2　　（2） 0.6　　（3） 0.9　　（4） 2.0　　（5） 5.0

第 26 回 （2013 年）

【AM 80】　質量 m，速度 v の物体の運動エネルギーと等しい運動エネルギーを持つ組
み合わせはどれか。

（1）　質量 $m/9$，速度 $3v$　　（2）　質量 $m/2$，速度 $2v$

（3）　質量 $2m$，速度 $v/2$　　（4）　質量 $4m$，速度 $v/8$

（5）　質量 $4m$，速度 $v/16$

【AM 81】　30°の摩擦のない斜面にある質量 10 kg の箱を図のように保持するのに必
要な力 F〔N〕はどれか。ただし，重力加速
度は 9.8 m/s^2 とする。

（1）　0.9

（2）　4.9

（3）　9.8

（4）　49

（5）　98

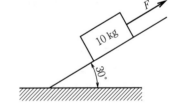

【AM 82】　長さ 1 m，断面積 2×10^{-6} m^2，ヤング率 50 MPa のシリコーンゴム製ロー
プに 1 kg の重りをぶら下げた。ロープのおよその伸び〔mm〕はどれか。ただ
し，重力加速度は 9.8 m/s^2 とする。

（1） 0.1　　（2） 1　　（3） 10　　（4） 100　　（5） 1 000

【AM 83】　水タンクをある高さに固定して内半径 r のチューブを接続したところ，流
量 Q で流れた。同じ長さで内半径 $2r$ のチューブを接続した場合の流量は Q の
何倍か。ただし流れは層流であるとする。

（1） 1/16　　（2） 1/4　　（3） 1　　（4） 4　　（5） 16

【AM 86】　体中の超音波の性質で正しいのはどれか。

a．横波である。　　　　　　　　　b．可聴音より指向性が低い。

c．可聴音より反射しにくい。　　d．空気に比べて筋組織での音速が大きい。

e．周波数が高いほど減衰しやすい。

（1）　a，b　　（2）　a，e　　（3）　b，c　　（4）　c，d　　（5）　d，e

【PM 31】　音波画像計測について正しいのはどれか。

（1）　生体軟部組織での音速は約 10 km/s である。

（2）　軟部組織より硬組織の方が音速は速い。

（3）　動きのある臓器の撮影には不適である。

（4）　約 10 kHz の超音波を用いる。

（5）　ドプラ撮影では臓器の形状が得られる。

【PM 80】　質量 100 g の物体を 5 秒間で 2 m 上方に持ち上げたときのおよその仕事率〔W〕はどれか。ただし，重力加速度は $9.8 m/s^2$ とする。

（1）　0.004　　（2）　0.04　　（3）　0.4　　（4）　4　　（5）　40

【PM 81】　クリープ現象はどれか。

（1）　身長は朝から夕方に掛けて徐々に低くなる。

（2）　暗闇に入ってしばらくするとものが見えるようになる。

（3）　細動脈内を血液が流れるとき，赤血球が管軸付近に集中する。

（4）　膝蓋腱を叩くと足が上がる。

（5）　脈圧は末梢の方が高い。

【PM 82】　流速 10 m/s で鉛直上方に吹き上がる噴水のおよその到達高さ〔m〕はどれか。ただし，重力加速度は $9.8 m/s^2$ とする。

（1）　1　　（2）　2　　（3）　5　　（4）　10　　（5）　20

【PM 83】　音の性質について誤っているのはどれか。

（1）　振動によってエネルギーが伝わる。

（2）　音圧が高いほど音量が大きい。

（3）　音が伝わるためには振動する媒質のひずみが必要である。

（4）　音波は疎密波である。

（5）　音波の伝搬速度は媒質の体積で決まる。

【PM 84】　環境と熱伝達メカニズムとの組み合わせで誤っているのはどれか。

（1）　重力下・空気中　－対　流　　（2）　重力下・真空中　－放　射

（3）　無重力・空気中　－対　流　　（4）　無重力・真空中　－放　射

（5）　無重力・固体内部　－伝　導

【PM 85】 生体組織が示す一般的な物理的特性で誤っているのはどれか。

(1) 温度依存性 (2) 非線形性 (3) 周波数依存性
(4) 強磁性 (5) 粘弾性

第 27 回（2014 年）

【AM 25】 単位について正しいのはどれか。

a. SI 単位系では 4 つの基本単位が定められている。

b. rad は無次元の単位である。

c. Hz は組立単位である。

d. 1 F は 1 C/V である。

e. 接頭語 f（フェムト）は 10^{-18} を表す。

(1) a, b, c (2) a, b, e (3) a, d, e (4) b, c, d
(5) c, d, e

【AM 80】 バネを鉛直に保ち，下端におもりを取付け，上端を一定振幅で上下に振動させる。周波数を徐々に変化させたとき，正しいのはどれか。

(1) 周囲に抵抗がない場合，おもりの振幅は周波数によらず上下の振幅と等しい。

(2) 周囲に抵抗がない場合，上下の振幅とおもりの振幅の比は周波数によらず一定である。

(3) 周囲に抵抗がある場合，おもりの振動の周波数は上端の周波数よりも低い。

(4) 周囲に抵抗がある場合，加速度が一定になる周波数がある。

(5) 周囲に抵抗がある場合，ある周波数でおもりの振幅が最大になる。

【AM 81】 フックの法則について正しいのはどれか。

a. 塑性変形に対して成立する。 b. 応力はひずみに比例する。

c. 線形弾性変形に対して成立する。 d. 材料の体積が変わらないことを表す。

e. 材料の粘性を表す。

(1) a, b (2) a, e (3) b, c (4) c, d (5) d, e

【AM 82】 粘性率 4×10^{-3} Ps·s の液体が内径 3 mm の直円管内を平均速度 12 cm/s で流れている。粘性率 1×10^{-3} Ps·s の液体を内径 9 mm の直円管内に流したときに，相似（レイノルズ数が同じ）になる平均速度〔cm/s〕はどれか。ただし，流体の密度はすべて等しいとする。

(1) 0.25 (2) 1.0 (3) 9.0 (4) 16 (5) 144

【AM 84】 1 MHz の超音波が水中を進行するときのおよその波長〔mm〕はどれか。

（1） 150　（2） 15　（3） 1.5　（4） 0.15　（5） 0.015

【AM 86】 周波数が 1 MHz 程度の超音波を照射したとき，吸収係数が最も大きい組織はどれか。

（1） 脂肪　（2） 筋肉　（3） 脳　（4） 骨　（5） 血液

【PM 80】 正しいのはどれか。

a．力を F，質量を m，加速度を α とすると $F = m/\alpha$ となる。

b．力の単位は Pa である。

c．力の3つの要素は，大きさ，方向，作用点である。

d．大きさと方向を持った量をベクトルという。

e．速度はスカラーである。

（1） a, b　（2） a, e　（3） b, c　（4） c, d　（5） d, e

【PM 81】 応力集中部位はどれか。

a．A

b．B

c．C

d．D

e．E

（1） a, b　（2） a, e

（3） b, c　（4） c, d

（5） d, e

【PM 82】 直円管内の流れについて正しいのはどれか。

（1） ハーゲン・ポアゼイユの式は流れが遅いと成立しない。

（2） 乱流は層流と比べて撹拌が盛んである。

（3） 流れが遅いと乱流になりやすい。

（4） 流体の粘性率が低い方が層流になりやすい。

（5） 連続の式は乱流では成立しない。

【PM 83】 音速の 1/25 の速度で移動している観測者を，その後方から音源が音速の 1/5 で追いかけるとき，観測者が聞く音の周波数は音源の出す音の周波数の何倍か。

（1） 1/5　（2） 5/6　（3） 6/5　（4） 5　（5） 125

【PM 84】 20℃の水 9.9 kg に 90℃ に熱した 1.0 kg の鋼球を沈めたとき，平衡状態の

温度〔℃〕はどれか。ただし，鋼の水に対する比熱を 0.1 とする。

（1） 19.0 　（2） 20.7 　（3） 26.4 　（4） 28.8 　（5） 32.0

【PM 85】 音速が最も速い媒質はどれか。

（1） 骨 　（2） 脂肪 　（3） 筋 　（4） 血液 　（5） 皮膚

第 28 回 （2015 年）

【AM 32】 超音波画像計測について正しいのはどれか。

（1） 生体軟部組織での音速は約 10 km/s である。

（2） 軟組織よりも硬組織の方が音速は速い。

（3） 動きのある臓器の撮影には不適である。

（4） 約 25 kHz の音波を使用する。

（5） ドプラ法で臓器の形状が得られる。

【AM 80】 図は肘関節を 90°屈曲した状態で手掌に重量 P の物体を保持した状態を示している。肘関節まわりの力のモーメントの釣り合いを表す式はどれか。ただし J は肘関節の反力の大きさ，W は前腕および手にかかる重力の大きさ，M は前腕にかかる筋力の大きさである。

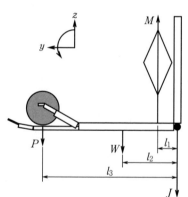

（1） $M - J - W - P = 0$

（2） $Pl_3 + Wl_2 - Ml_1 = 0$

（3） $P^2 l_3 + W^2 l_2 - M^2 l_1 = 0$

（4） $Pl_3^2 + Wl_2^2 - Ml_1^2 = 0$

（5） $P(l_3 - l_2) + M(l_2 - l_1) - Jl_2 = 0$

【AM 81】 応力とひずみについて正しいのはどれか。

a．応力は作用する荷重と断面積の積である。

b．ひずみは変形の度合いを比で表したものである。

c．荷重と同一の方向に現れるひずみを縦ひずみという。

d．せん断応力によって生じるひずみを横ひずみという。

e．弾性係数は応力とひずみの積である。

（1） a, b 　（2） a, e 　（3） b, c 　（4） c, d 　（5） d, e

【AM 82】 内部の直径 20 mm のまっすぐな血管内を粘性係数 0.004 Ps・s の血液が平均流速 0.2 m/s で流れている。この流れのレイノルズ数はどれか。ただし，

血液の密度は $1 \times 10^3 \, \mathrm{kg/m^3}$ とする。

（1） 1　　（2） 20　　（3） 500　　（4） 1,000　　（5） 5,000

【AM 83】 図に示す波形の音波を水中に発射した。その音波の波長〔cm〕はどれか。

（1） 0.1
（2） 3.3
（3） 7.5
（4） 15
（5） 30

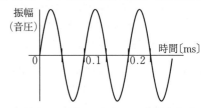

【AM 84】 25℃の水3Lを500Wのヒータで加熱して37℃にするのに必要なおよその時間〔s〕はどれか。ただし，ヒータの出力の80％が加温に使われ，水の比熱は $4.2 \, \mathrm{kJ/(kg \cdot K)}$ とする。

（1） 300　　（2） 380　　（3） 630　　（4） 930　　（5） 1,200

【PM 46】 通信周波数1.5GHz帯の携帯電話が出す電磁波の波長〔cm〕に最も近いのはどれか。ただし，光速を $3.0 \times 10^8 \, \mathrm{m/s}$ とする。

（1） 1　　（2） 2　　（3） 5　　（4） 10　　（5） 20

【PM 80】 静止している物体を10mの高さから落下させたとき，地面に到達するまでのおよその時間〔s〕はどれか。

（1） 1.0　　（2） 1.4　　（3） 2.0　　（4） 2.8　　（5） 4.2

【PM 81】 図のパイプ状の流路において，上流から下流に行くに従い断面積が半分になる流路がある。上流に対して下流での流速と管路抵抗について正しいのはどれか。ただし，管路内の水の流れは層流を維持しているものとする。

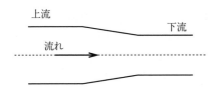

（1） 下流では流速は1/2倍になり，管路抵抗は1/16倍になる。
（2） 下流では流速は1/2倍になり，管路抵抗は1/4倍になる。
（3） 下流では流速は1/2倍になり，管路抵抗は1/2倍になる。
（4） 下流では流速は4倍になり，管路抵抗は2倍になる。
（5） 下流では流速は2倍になり，管路抵抗は4倍になる。

【PM 82】 音波について誤っているのはどれか。
（1） 超音波は周波数が 20 kHz よりも高い音波である。
（2） 超音波は可聴音よりも直進性が高い。
（3） 音源が観測者に向かって近づいているとき聞こえる音は高くなる。
（4） 伝搬中の疎密波は密の部分で圧力が低下する。
（5） 超音波診断装置では 0.5 〜 20 MHz 程度の周波数が利用されている。

【PM 84】 図のようにシリンダ内の気体の圧力 P，絶対温度 T，容積 V が与えられている。シリンダ内をヒータによって加熱して絶対温度が 400 K，圧力が 20 kPa になったときの容積〔m^3〕はどれか。

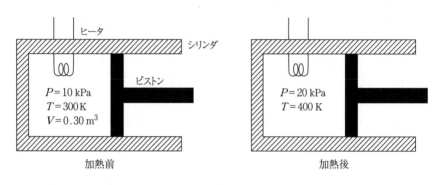

加熱前   加熱後

（1） 0.05   （2） 0.12   （3） 0.20   （4） 0.45   （5） 0.80

【PM 85】 生体軟組織の固有音響インピーダンス〔$kg/(m^2/s)$〕に近い値はどれか。
（1） 4.0×10^2 （2） 1.5×10^4 （3） 4.0×10^4
（4） 1.5×10^6 （5） 4.0×10^6

【PM 86】 組織の両面の温度差が 4℃ で，断面積が 10 cm^2，厚さが 5 mm の生体組織を 1 分間に通過する熱量〔J〕はどれか。ただし，生体組織の熱伝導率を 5×10^{-3} J/(cm·s·℃) とする。
（1） 0.4   （2） 2   （3） 6   （4） 24   （5） 120

第 29 回（2016 年）

【AM 80】 質量 1.0 kg の剛体の棒が自由に回る継手を介して壁に取り付けられている。継手から 0.30 m の所に質量 1.0 kg の物体を置いた。棒が水平で動かないとき，継手から 0.050 m の所に取り付けたひもが鉛直方向に引っ張るおよその力 F〔N〕はどれか。ただし棒の重心の位置は継手から 0.15 m の所である。

（1） 2.0
（2） 5.0
（3） 10
（4） 20
（5） 88

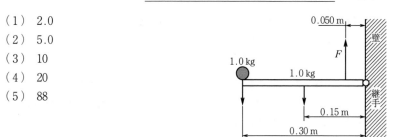

【AM 81】 鋼の引張り試験を行い，応力−ひずみ線図を作成した。応力−ひずみ線図から求められる材料特性はどれか。

a. 弾性係数　　b. 粘性係数　c. ポアソン比　　d. 引張り強さ
e. 降伏応力

（1） a, b, c　　（2） a, b, e　　（3） a, d, e　　（4） b, c, d
（5） c, d, e

【AM 82】 流体の分類で誤っている組合せはどれか。

（1） 圧縮性流体−空気　　（2） 非圧縮性流体−油　　（3） 完全流体−水
（4） 粘性流体−グリセリン（5） 粘弾性流体−血液

【AM 84】 直線上を一定速度 v で移動する振動数 f の音源が，静止した観測者に接近し，そのまま同じ速度で遠ざかった。音源の通過前後で観測される音の振動数の差を表す式はどれか。ただし音速を c とする。

（1） $\dfrac{2v^2}{c^2}$　　（2） $\dfrac{v(2c-v)}{c(c-v)}f$　　（3） $\dfrac{2cv}{(c+v)(c-v)}f$

（4） $\dfrac{2v}{c}f$　　（5） $\dfrac{v(2c+v)}{c(c+v)}f$

【AM 85】 生体組織の音響インピーダンスが，脂肪組織で 1.35×10^6 kg／（m^2·s），筋組織で 1.65×10^6 kg／（m^2·s）とすると，脂肪組織と筋組織との境界面での超音波の反射率（音波の振幅比：％）はどれか。

（1） 10　　（2） 15　　（3） 20　　（4） 25　　（5） 30

【PM 80】 質量 100 g の物体が半径 30 cm の軌道上を 1 分間に 30 回転の等速円運動をしている。物体に作用するおよその遠心力〔N〕はどれか。

（1） 0.1　　（2） 0.3　　（3） 0.5　　（4） 0.7　　（5） 0.9

【PM 81】 断面積が $1\,cm^2$ で長さ $10\,m$ の棒を $1\,kN$ の力で引っ張ったとき, 棒が $0.5\,mm$ 伸びた。この棒の弾性係数〔GPa〕はどれか。

(1) 100　　(2) 200　　(3) 300　　(4) 400　　(5) 500

【PM 82】 半径 r の水平でまっすぐな円管内を粘性率 μ の液体が流れている。長さ L だけ離れた2点間の圧力差が ΔP である場合, 管内の流量 Q を示す式はどれか。ただし, 管内の流れは層流である。

(1) $Q=\dfrac{\pi r^2 \mu \Delta P}{8L}$　　(2) $Q=\dfrac{\pi r^3 \Delta P}{8\mu L}$　　(3) $Q=\dfrac{\pi r^3 \mu \Delta P}{8L}$

(4) $Q=\dfrac{\pi r^4 \Delta P}{8\mu L}$　　(5) $Q=\dfrac{\pi r^4 \mu \Delta P}{8L}$

【PM 83】 ベッド上の患者の中心静脈圧を, ベッドとは別の専用台に取り付けてあるマノメーターで測定した値が $10\,cmH_2O$ であった。ベッドを $10\,cm$ 高くしたときマノメーターの表示値〔cmH_2O〕はどれか。

(1) -20　　(2) -10　　(3) 0　　(4) 10　　(5) 20

【PM 84】 線膨張係数が $1.2\times10^{-5}K^{-1}$ で長さ $2.0\,m$ の鉄の棒の温度を $10\,℃$ 増加させたとき, この鉄の棒の伸び〔μm〕はどれか。

(1) 2.4　　(2) 12　　(3) 60　　(4) 240　　(5) 600

【PM 86】 生体の力学的性質で誤っているのはどれか。

(1) ヤング率が大きな組織ほど応力に対するひずみが大きい。
(2) 生体軟組織のポアソン比は約 0.5 である。
(3) 粘弾性体である筋組織のひずみと応力の関係はヒステリシスを示す。
(4) 筋組織は腱に比べて引っ張りに対する変形の割合が大きい。
(5) 血液の粘性係数は生体軟組織に比べて小さい。

【PM 88】 生体での熱の伝わり方について正しいのはどれか。

a. 体表面での熱の放散には空気の対流が役立つ。
b. 皮膚組織内では対流はほとんど存在しない。
c. 体表面から熱放射する電磁波は近赤外光である。
d. 生体内の組織における熱伝導は温度差の4乗に比例する。
e. 生体内では血液による熱の移動の効果が大きい。

(1) a, b, c　　(2) a, b, e　　(3) a, d, e　　(4) b, c, d
(5) c, d, e

第30回（2017年）

【AM 80】 図のように0.5 kgの輸液ボトルAが点滴スタンドにつり下げられている。これにさらに1 kgの輸液ボトルBをつり下げるとX点で支持する力のモーメントは，もとの何倍になるか。ただし点滴スタンドの棒の重さは無視する。

（1）1.0　（2）1.8　（3）2.0

（4）2.8　（5）3.0

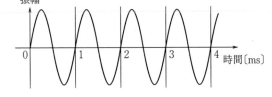

【AM 81】 断面積4 mm^2，長さ2 m，ヤング率100 GPaの銅線の下端に質量100 kgの物体をぶら下げた。銅線のおよその伸び〔mm〕はどれか。

（1）0.2　（2）0.5　（3）2　（4）5　（5）20

【AM 82】 100 mmHgの圧力が1.0 cm^{2}の面に加えられたとき，この面に加わるおよその荷重〔N〕はどれか。

（1）1.33　（2）2.72　（3）7.60　（4）13.6　（5）133

【AM 84】 図に示す音波の空気中（25℃）におけるおよその波長〔cm〕はどれか。

（1）8.5

（2）17

（3）34

（4）68

（5）140

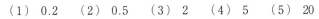

【AM 86】 正しいのはどれか。

（1）筋組織は骨よりもヤング率が大きい。

（2）筋組織のヤング率は直交方向よりも走行方向の方が大きい。

（3）生体軟組織のポアソン比はおよそ0.5である。

（4）生体軟組織の体積弾性率はヤング率よりも小さい。

（5）動脈血管の円周方向の最大変形は10％程度である。

【PM 80】 質量100 gの鋼球を水平面から60°の角度で斜め上方に10 m/sの速度で発射した。発射1.0秒後の鋼球の水平方向速度〔m/s〕はどれか。ただし，空気抵抗は無視できるものとする。

（1）0.0　（2）1.1　（3）5.0　（4）8.7　（5）10.0

【PM 81】 長さ600 mm，直径40 mmの丸棒の長さ方向に荷重を加えたところ，長さ

が $30\,\mu\mathrm{m}$ 増加し，直径が $0.76\,\mu\mathrm{m}$ 減少した。この材料のポアソン比はどれか。

（1）　0.0017　　（2）　0.025　　（3）　0.067　　（4）　0.14　　（5）　0.38

【PM 82】　図のように水平に置かれた絞りのあるパイプに流体が流れている。絞りの前後の圧力差 $P_1 - P_2$ を表す式はどれか。ただし，流体の密度を ρ，絞りの前の流速を v_1，絞りの後の流速を v_2 とし，完全流体が定常流で流れているとする。

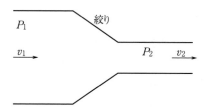

（1）　$\dfrac{1}{2}\rho v_1{}^2$　　（2）　$\dfrac{1}{2}\rho v_2{}^2$　　（3）　$\dfrac{1}{2}\rho v_1 v_2$　　（4）　$\dfrac{1}{2}\rho(v_1{}^2 - v_2{}^2)$

（5）　$\dfrac{1}{2}\rho(v_2{}^2 - v_1{}^2)$

【PM 83】　波動において角振動数を ω，振動数を f，速度を v，波長を λ とするとき，周期はどれか。

（1）　$2\pi f$　　（2）　$\dfrac{1}{f}$　　（3）　$\dfrac{\lambda}{f}$　　（4）　$\lambda\omega$　　（5）　fv

【PM 84】　体積 $30\,\mathrm{L}$ の容器内に理想気体が圧力 $100\,\mathrm{kPa}$，温度 $27\,^\circ\mathrm{C}$ で入っている。気体の温度を $127\,^\circ\mathrm{C}$ まで上げて体積を $40\,\mathrm{L}$ にしたとき容器内の圧力〔kPa〕はどれか。

（1）　1.0　　（2）　10　　（3）　35　　（4）　100　　（5）　350

【PM 85】　生体組織中に照射された超音波について正しいのはどれか。

（1）　周波数が低くなるほど組織中での指向性が高くなる。

（2）　周波数が高くなるほど組織中での減衰が増加する。

（3）　軟組織では空中での速度の 10 倍を超える速度になる。

（4）　骨の中を通り抜けるときは速度が遅くなる。

（5）　肺は音響インピーダンスが大きな組織である。

第 31 回（2018 年）

【AM 80】　動摩擦係数 0.2 の水平な床に質量 4，6，10 kg の箱 A，B，C を図のように

並べて置き，水平に 60 N の力で箱 A を押して動かしているときに箱 C のおよその加速度〔m/s²〕はどれか。ただし，力を作用する前の加速度は 0 である。

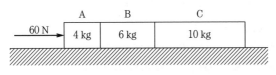

（1） 0.2 （2） 1 （3） 2 （4） 3 （5） 6

【AM 81】 質量 20 g の鋼球を水平面から真上方向に 15 m/s の速度で発射した。鋼球が再び水平面に落ちるまでのおよその時間〔s〕はどれか。ただし，空気抵抗は無視できるものとする。

（1） 3.1 （2） 5.2 （3） 7.3 （4） 9.4 （5） 10

【AM 82】 バネとダシュポットを並列に接続したフォークトモデルの両端に図のように応力を加えたときのひずみの変化を表しているのはどれか。

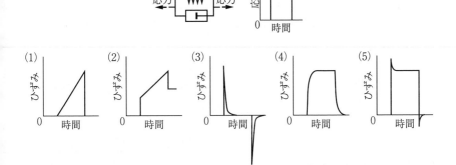

【AM 83】 図のように 1 本の管から 2 本の管が分岐して内部に非圧縮性流体が流れているときに成り立つ式はどれか。ただし，p を圧力，v を流速，Q を流量とし，すべての管の断面積は等しいとする。

a. $p_1 = p_2 + p_3$

b. $v_1 = v_2 + v_3$

c. $Q_1 = Q_2 + Q_3$

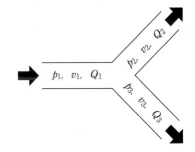

　　d ．$v_1{}^2 = v_2{}^2 + v_3{}^2$

　　e ．$Q_1{}^2 = Q_2{}^2 + Q_3{}^2$

　　（1）a, b　　（2）a, e　　（3）b, c　　（4）c, d　　（5）d, e

【AM 84】　正しいのはどれか。

　　a ．毛細血管の分岐部では渦が起きやすい。

　　b ．大動脈では動圧の値と静圧の値はほぼ等しい。

　　c ．血管に石灰化が起こると脈波伝搬速度は増加する。

　　d ．ヘマトクリット値が上昇すると血液粘度が増加する。

　　e ．動脈血圧のピーク値は体の部位によって異なる。

　　（1）a, b, c　　（2）a, b, e　　（3）a, d, e

　　（4）b, c, d　　（5）c, d, e

【PM 47】　出力 500 W の電熱器で，20℃の水 100 g を温めたとき，60℃になるまで
　　のおよその時間〔s〕はどれか。ただし，電熱器の出力はすべて水の温度上昇
　　に使われるものとし，水の比熱は，4.2×10^3 J/(kg·K) とする。

　　（1）17　　（2）34　　（3）50　　（4）67　　（5）84

【PM 80】　図のように断面積が $10\,\mathrm{cm}^2$ と $50\,\mathrm{cm}^2$ の 2 本のピストン管をつなぎ，細い
　　ピストンに 10 N の力を加えた。ピストンを静止させるために必要な力 F〔N〕
　　はどれか。

　　（1）　　2

　　（2）　 10

　　（3）　 50

　　（4）　100

　　（5）　250

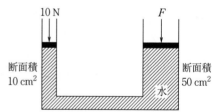

【PM 81】　バネ定数 400 N/m のバネに
　　質量 1 kg のおもりを吊るし単振動させた。およその周期〔s〕はどれか。

　　（1）0.03　　（2）0.05　　（3）0.3　　（4）0.5　　（5）5

【PM 82】　図のように水平に置かれた絞りのあるパイプに液体が流れている。絞りの
　　前のパイプの断面積を A_1，絞りの後のパイプの断面積を A_2 とする。絞りの
　　前後の圧力差 $P_1 - P_2$ を示す式はどれか。ただし，流体の密度を ρ（一定），絞
　　りの前の流速を v_1 とし，完全流体が定常流で流れているとする。

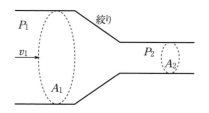

（1）　$\dfrac{1}{2}\rho v_1{}^2\left(\dfrac{A_1{}^2}{A_2{}^2}-1\right)$　　（2）　$\dfrac{1}{2}\rho v_1{}^2\left(1-\dfrac{A_1{}^2}{A_2{}^2}\right)$　　（3）　$\dfrac{1}{2}\rho v_1{}^2\left(\dfrac{A_1}{A_2}-1\right)$

（4）　$\dfrac{1}{2}\rho v_1{}^2\left(1-\dfrac{A_1}{A_2}\right)$　　（5）　$\dfrac{1}{2}\rho v_1{}^2\left(\dfrac{A_1{}^2}{A_2{}^2}\right)$

【PM 83】　観測者が静止音源に一定速度で近づき遠ざかる際，音源を通過する前後で観測される音の振動数が 10 ％低下した。観測者のおよその速度はどれか。ただし，音速を c とする。

（1）　$0.01c$　　（2）　$0.05c$　　（3）　$0.1c$　　（4）　$0.2c$　　（5）　$0.3c$

【PM 84】　図のように長さ L，一様な断面積 A，熱伝導率 k の直方体の物体において，面 a の温度が θ_1，面 b の温度が θ_2 である。t 秒間に移動する熱量 Q について誤っているのはどれか。ただし，熱量は面 a から面 b へのみ移動する。

（1）　熱伝導率 k に比例する。
（2）　断面積 A に比例する。
（3）　時間 t に比例する。
（4）　温度差 $\theta_1-\theta_2$ に比例する。
（5）　長さ L に比例する。

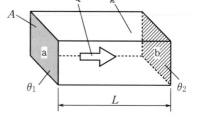

【PM 86】　正しいのはどれか。

（1）　血漿はほぼニュートン流体と見なせる。
（2）　水を多く含む生体軟組織のポアソン比はほぼ 1 である。
（3）　組織のヤング率が大きいほど応力に対するひずみが大きい。
（4）　マックスウェルモデルは弾性要素と粘性要素が並列に接続されている。
（5）　軟組織は膠原繊維の割合が大きいほど伸展性が大きい。

第 32 回（2019 年）

【AM 80】　図のようにバネばかりに重さ 500 g の物体を吊るし，台ばかりに載せた容器内の水に物体を静かに沈めたところ，バネばかりの測定値は 350 g であった。物体を沈めた後で台ばかりの測定値は何 g 増加するか。

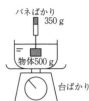

（1）　－150
（2）　　0
（3）　150
（4）　350
（5）　500

【AM 81】　材料の機械的特性について誤っているのはどれか。
（1）　応力は単位面積あたりに働く力（荷重）である。
（2）　応力と圧力の単位は同じである。
（3）　ひずみは単位面積あたりの変形量である。
（4）　ヤング率は応力とひずみの比である。
（5）　ポアソン比は荷重方向とそれに垂直な方向のひずみの比である。

【AM 82】　長さ 1.2 m，断面積 4.0 mm^2 の線材を 8.0 N の力で引っ張ったところ長さが 1.2 mm 増加した。この線材の縦弾性係数〔GPa〕はどれか。
（1）　2.0　　（2）　5.0　　（3）　20　　（4）　50　　（5）　200

【AM 83】　血管を流れている血液の粘性率が増加するのはどれか。
a. 体温の上昇　　b. 血流せん断速度の増加
c. ヘマトクリット値の上昇　　d. 連銭形成（ルーロ形成）　　e. 集軸効果
（1）　a, b　　（2）　a, e　　（3）　b, c　　（4）　c, d　　（5）　d, e

【AM 84】　同じ質量で 20 ℃の物体を 37 ℃まで加熱するために必要な熱エネルギーが最も大きいのはどれか。
（1）　水　　（2）　タンパク質　　（3）　脂質　　（4）　リン酸カルシウム
（5）　ステンレス

【PM 80】　ベクトル量はどれか。
a. 質量　　b. 時間　　c. 加速度　　d. 運動量　　e. 仕事量
（1）　a, b　　（2）　a, e　　（3）　b, c　　（4）　c, d　　（5）　d, e

【PM 81】　速度に比例する抵抗力を発揮する機械要素（ダンパ）がある。比例定数であるダンパ定数の次元はどれか。
（1）　kg·s^{-2}　　（2）　kg·s^{-1}　　（3）　kg·m·s^{-2}　　（4）　kg·m·s^{-1}

（5）　kg·s

【PM 82】　流速 1 m/s の血流に生じる動圧〔mmHg〕のおよその値はどれか。
（1）　0.4　　（2）　1　　（3）　4　　（4）　10　　（5）　40

【PM 83】　血管内のレイノルズ数が最も大きいのはどれか。
（1）　総頸動脈　　（2）　上行大動脈　　（3）　橈骨動脈
（4）　大腿動脈　　（5）　毛細血管

【PM 84】　20℃, 100 g の水を 1 分間加熱して 30℃ とするために必要な仕事率〔W〕
はどれか。ただし, 水の比熱は 4.2 J/(g·℃) とする。
（1）　7　　（2）　42　　（3）　70　　（4）　420　　（5）　700

【PM 85】　正しいのはどれか。
（1）　粘性流体のずり速度の SI 単位は m/s である。
（2）　生体軟組織のポアソン比はおよそ 1.0 である。
（3）　縦弾性率を表すヤング率の単位は Pa である。
（4）　腱より筋のヤング率は大きい。
（5）　動脈血管の円周方向の最大変形は 20 % 程度である。

【PM 86】　生体の熱特性について正しいのはどれか。
a. 脂肪組織は筋組織に比べて比熱が大きい。
b. 運動時に熱の産生が最も多い臓器は肝臓である。
c. 体表からの放射エネルギーのピーク波長は赤外領域にある。
d. 皮膚における末梢血管の拡張は体表からの熱の放射を促進させる。
e. 生体内部での熱の移動に最も寄与しているのは組織の熱伝導である。
（1）　a, b　　（2）　a, e　　（3）　b, c　　（4）　c, d　　（5）　d, e

第 33 回（2020 年）

【AM 80】　回転中心 O で支えられた剛体の棒に図のような荷重が働き, 棒は静止して
いる。点 O まわりのモーメントのつり合いを表す式はどれか。
（1）　$J \sin \beta + Ma \sin \theta - Wb = 0$
（2）　$Ma \sin \theta - Wb = 0$
（3）　$J \cos \beta + Ma \cos \theta - Wb = 0$
（4）　$Ma \cos \theta - Wb = 0$
（5）　$Ma - Wb = 0$

【AM 81】　塑性変形について正しいのはどれか。

a. 外力を取り除くと形状が完全に元に戻る。

b. 永久ひずみが生じる。

c. 降伏現象により生じる。

d. ヤング率により変形が評価できる。

e. バネのみを用いてモデル化できる。

（1） a, b （2） a, e （3） b, c （4） c, d （5） d, e

【AM 82】 流れにおけるベルヌーイの定理について正しいのはどれか。

a. 粘性流体に適用される。　　b. 力学的エネルギーが保存される。

c. ひとつの流線上で成立する。　d. 重力とは無関係である。

e. レイノルズ数を導くことができる。

（1） a, b （2） a, e （3） b, c （4） c, d （5） d, e

【AM 83】 ドプラ効果について誤っているのはどれか。

a. 観測者と音源の相対運動で生じる。

b. 音源が観測者に接近すると音が高く聞こえる。

c. 光においても認められる。

d. 山びこはドプラ効果である。

e. 音波の振幅に関する現象である。

（1） a, b （2） a, e （3） b, c （4） c, d （5） d, e

【AM 84】 注射器に 12 mL の空気を入れ，先端を閉じてピストンを押して，注射器内の圧力を 150 mmHg に上昇させた。このとき注射器内の空気のおよその体積〔mL〕はどれか。ただし大気圧を 760 mmHg とし，空気の温度変化はないものとする。

（1） 11 （2） 10 （3） 9.0 （4） 8.0 （5） 6.0

【AM 86】 人体の熱特性について正しいのはどれか。

a. 熱の産生は 1 kW 程度である。

b. 人体の皮膚は黒体とみなせる。

c. 体表からの放射エネルギーのピーク波長は赤外領域にある。

d. 呼吸の増加は熱放出を増す。

e. 末梢血管の拡張は熱放出を抑制する。

（1） a, b, c （2） a, b, e （3） a, d, e （4） b, c, d
（5） c, d, e

【PM 25】 物理量と組立単位との組合せで誤っているのはどれか。

（1） 応力－N/m^2 （2） 仕事率－J/s （3） 電荷－A/s

（4）　磁束 – V·s　　（5）　吸収線量 – J/kg

【PM 80】　スカラー量はどれか。

（1）　力　　（2）　変位　　（3）　加速度　　（4）　運動量　　（5）　質量

【PM 81】　ある材料を圧縮したとき，体積変化がなかった。この材料のポアソン比はどれか。

（1）　0.1　　（2）　0.3　　（3）　0.5　　（4）　0.7　　（5）　1.0

【PM 82】　半径 R，長さ L の円管内を粘性率 μ の液体が流量 Q で流れている。流れが定常な層流のとき，管の上流と下流の圧力差はどれか。

（1）　$\dfrac{\pi R^2 Q}{8\mu L}$　　（2）　$\dfrac{\pi R^3 Q}{8\mu L}$　　（3）　$\dfrac{8\mu L Q}{\pi R^4}$　　（4）　$\dfrac{128\mu L Q}{\pi R^3}$

（5）　$\dfrac{128\mu L Q}{\pi R^4}$

【PM 83】　正しいのはどれか。

a．血管壁中のエラスチンの割合は脈波伝搬速度と正の相関を示す。

b．細い血管では血球が血管壁部に集まる。

c．動脈血圧のピーク値は体の部位によって異なる。

d．ヘマトクリット値が上昇すると血液の粘性が増加する。

e．血管内径が小さくなると血管抵抗は上昇する。

（1）　a, b, c　　（2）　a, b, e　　（3）　a, d, e　　（4）　b, c, d

（5）　c, d, e

【PM 84】　図は一定周波数の音波の波形を示している。縦軸として妥当なのはどれか。

（1）　音圧　　（2）　周期　　（3）　音速　　（4）　音色

（5）　エネルギー

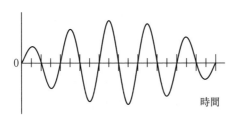

時間

【PM 87】　同じ大きさの熱エネルギーが加えられたとき，温度上昇が最も大きくなるのはどれか。

（1）　脂肪　　（2）　肝臓　　（3）　腎臓　　（4）　骨格筋　　（5）　血液

第34回（2021年）

【AM 49】 20℃の水100gが入った保温ポットに電気抵抗42Ωのニクロム線を入れて直流1Aを10秒間通電した。水の温度上昇〔℃〕はどれか。ただし，比熱を4.2J・g^{-1}・K^{-1}とする。

(1) 1.0　　(2) 4.2　　(3) 10　　(4) 18　　(5) 42

【AM 80】 力〔N〕をSI基本単位で表したのはどれか。

(1) kg　　(2) kg/m^2　　(3) kg/m^3　　(4) kg・m/s^2

(5) kg・m/s^3

【AM 81】 図のように円柱を軸方向に引っ張った際に生じる横ひずみを表すのはどれか。ただし，破線が変形前，実線が変形後の円柱である。

(1) $L_2 - L_1$

(2) $\dfrac{L_2 - L_1}{L_1}$

(3) $\dfrac{F}{L_2 - L_1}$

(4) $D_1 - D_2$

(5) $\dfrac{D_1 - D_2}{D_1}$

【AM 82】 円管の中を粘性流体が層流で流れている。同じレイノルズ数になるのはどれか。

a. 平均流速0.5倍，円管の長さ2倍

b. 粘性率2倍，円管の長さ0.5倍

c. 平均流速2倍，円管の内径2倍

d. 平均流速0.25倍，円管の内径4倍

e. 粘性率2倍，円管の内径2倍

(1) a, b　　(2) a, e　　(3) b, c　　(4) c, d　　(5) d, e

【AM 83】 正しいのはどれか。

a. 動脈血圧のピーク値は体の部位によって異なる。

b. 血管内径が小さくなると血管抵抗は上昇する。

c. 血管に石灰化が起こると脈波伝搬速度は増加する。

d. 大動脈では動圧の値と静圧の値はほぼ等しい。

e. 動脈径が大きいほど脈波伝搬速度は増加する。

（1）a, b, c　　（2）a, b, e　　（3）a, d, e　　（4）b, c, d
（5）c, d, e

【AM 84】　20℃で体積 1 000 L の物体を 75℃まで温める。この物体の体積膨張率が
0.003 6 K^{-1} であるとき，暖まった物体の体積〔L〕に一番近いのはどれか。
ただし，圧力は一定とする。
（1）200　　（2）270　　（3）1 200　　（4）1 270　　（5）1 340

【AM 86】　生体軟組織について誤っているのはどれか。
（1）　皮膚組織は粘弾性体である。
（2）　弾性繊維はコラーゲンからなる。
（3）　ポアソン比は 0.5 程度である。
（4）　弾性要素と粘性要素の直並列モデルで表せる。
（5）　外力を負荷すると時間とともにひずみが増加する。

【PM 25】　SI 単位について正しいのはどれか。
a．J（ジュール）は基本単位である。 b．dB（デシベル）は補助単位である。
c．V（ボルト）は組立単位である。　 d．1 S（ジーメンス）は 1 A/V である。
e．Ω（オーム）は基本単位である。
（1）a, b　　（2）a, e　　（3）b, c　　（4）c, d　　（5）d, e

【PM 44】　内容積 3.5 L の酸素ボンベの圧力調整器が 10 MPa を示している。5 L/min
の流量で酸素を投与した場合の投与可能時間はおよそ何分か。
（1）35　　（2）70　　（3）175　　（4）350　　（5）500

【PM 80】　質量 50 kg の物体が秒速 10 m で動いている。この物体に一定の大きさの制
動力を加え続けると 25 m 移動したところで停止した。制動力の大きさ〔N〕
はどれか。ただし，制動力以外に運動を妨げる効果は無視できるものとする。
（1）1　　（2）2　　（3）20　　（4）100　　（5）200

【PM 81】　ある材料を引っ張って徐々にひずみを増や
し，そのときの応力を記録した結果を図に示す。
ある時点から特性が大きく変化して，応力がほ
とんど増加しないにもかかわらずひずみが増加
し続ける現象が起こった。その時点を示すのは
グラフ上のどれか。
（1）A　　（2）B　　（3）C
（4）D　　（5）E

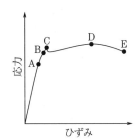

【PM 82】　ベルヌーイの定理に含まれるパラメータ（物理変数）はどれか。

　a．流速　　b．静圧　　c．高さ　　d．温度　　e．粘性率

（1）a, b, c　　（2）a, b, e　　（3）a, d, e　　（4）b, c, d

（5）c, d, e

【PM 83】　可聴音におけるドプラ効果において，観測される音の周波数変化に影響しない因子はどれか。

（1）音波の振幅　（2）風速　（3）音源と観測者の速度ベクトルのなす角度

（4）音源の速さ　（5）観測者の速さ

【PM 84】　変形しない容器に空気を密封し27℃から57℃に加熱したときの圧力の変化はどれか。

（1）0.9倍　　（2）1.1倍　　（3）1.5倍　　（4）1.8倍

（5）2.1倍

【PM 86】　筋肉の特性音響インピーダンスを$1.7 \times 10^6 \, kg \cdot m^{-2} \cdot s^{-1}$，血液の特性音響インピーダンスを$1.6 \times 10^6 \, kg \cdot m^{-2} \cdot s^{-1}$としたとき，筋肉と血液の境界面の超音波の反射係数はおよそどれか。

（1）0.01　　（2）0.03　　（3）0.06　　（4）0.08　　（5）0.09

第35回（2022 年）

【AM 80】　長さ1.0 mの質量を無視できる棒がある。棒の中点を支点（回転軸）として，鉛直面内で自由に回転できるようにした。図のように，棒の片側に質量100 gの重りを取りつけ，棒を水平面から60°傾けたときに，棒に働く回転モーメントのおよその大きさ〔Nm〕はどれか。

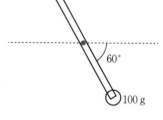

（1）0.025　　（2）0.05　　（3）0.1

（4）0.25　　（5）0.5

【AM 81】　材料のヤング率を求めるために材料に加える負荷はどれか。

　a．圧縮荷重　　b．引張り荷重　　c．せん断荷重

　d．曲げモーメント　　e．ねじりモーメント

（1）a, b　　（2）a, e　　（3）b, c　　（4）c, d　　（5）d, e

【AM 82】　完全流体では成立せず，粘性流体のみで成立するのはどれか。

a．流れの相似性（レイノルズ数による比較）　　b．パスカルの原理

c．連続の式　　　d．ベルヌーイの定理　　e．ハーゲン・ポアズイユの法則

（1）a，b　　（2）a，e　　（3）b，c　　（4）c，d　　（5）d，e

【AM 84】　40℃の水 1 kg に 10℃の水 2 kg を加えたときの水の温度はどれか。

（1）15℃　　（2）20℃　　（3）25℃　　（4）30℃　　（5）35℃

【AM 86】　正しいのはどれか。

a．2 000 Hz の音波は超音波である。

b．頭蓋骨を伝わる音速は約 1 500 m/s である。

c．音響インピーダンスは密度と音速の積である。

d．音波は音響インピーダンスの異なる組織の境界面で反射する。

e．骨の音響インピーダンスは筋肉より大きい。

（1）a，b，c　　（2）a，b，e　　（3）a，d，e

（4）b，c，d　　（5）c，d，e

【AM 87】　放射線の単位で誤っているのはどれか。

（1）吸収線量 － Gy　　（2）線量当量 － T　　（3）照射線量 － C/kg

（4）放射能 － Bq　　（5）X 線のエネルギー － eV

【AM 88】　体表面からの熱放散でないのはどれか。

（1）放射　　（2）散乱　　（3）伝導　　（4）対流　　（5）蒸散

【PM 80】　等速円運動をしている物体がある。質量を 0.5 倍，角速度を 2 倍，回転半径を 0.5 倍としたとき，向心力の大きさは何倍になるか。

（1）0.25　　（2）0.5　　（3）1　　（4）2　　（5）5

【PM 81】　図はある材料の応力 － ひずみ線図である。点 E で除負荷したときの永久ひずみを表すのはどれか。ただし，一点鎖線は点 E から除負荷したときの応力 － ひずみ関係を，細い実線は点 D，E から横軸に下ろした垂線を表す。

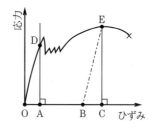

（1）OA　　（2）AB　　（3）BC

（4）OB　　（5）OC

【PM 82】　図のように太さの違う U 字形の器に水を入れ，その水を閉じ込めるように A と B の 2 つのピストンをつける。A に力を加えて B に載せた物体を持ち上げるとき，必要となる最小限の力の大きさ F〔N〕に最も近いのはどれか。た

だし，ピストンの質量や摩擦抵抗は無視できるものとする。

（1）　2.5
（2）　10
（3）　25
（4）　100
（5）　400

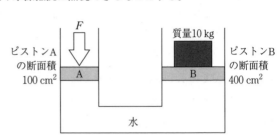

【PM 83】　1 000 Hz の静止音源に観測者が接近したとき，聞こえる音の振動数が 1 060 Hz であった。観測者の速度〔m/s〕に最も近いのはどれか。ただし，音速は 340 m/s とする。

（1）　10　　（2）　15　　（3）　20　　（4）　25　　（5）　30

【PM 84】　放射について誤っているのはどれか。
（1）　真空中でも放射により熱が伝わる。
（2）　水中でも放射により熱が伝わる。
（3）　0 ℃の物体からも放射により周囲に熱が伝わる。
（4）　37 ℃の物体からは主に紫外線が放射される。
（5）　物体の絶対温度の 4 乗に比例したエネルギーが放射される。

【PM 85】　正しいのはどれか。
a．ポアソン比は「縦ひずみ／横ひずみ」である。
b．摩擦係数の単位は m/s である。
c．せん断ひずみとせん断応力は等しい。
d．骨のヤング率は筋肉より大きい。
e．粘性率の単位は Pa·s である。
（1）　a, b　　（2）　a, e　　（3）　b, c　　（4）　c, d　　（5）　d, e

【PM 86】　放射線感受性の最も高い組織はどれか。
（1）　骨髄　　（2）　神経　　（3）　血管　　（4）　心筋　　（5）　脂肪

B.2　解　答　・　解　説

第22回（2009年）

【AM 80】（3）

　　時刻 $t=0$ で物体を落とす。時刻 t における落下距離 y，速さ y'，加速度 y'' は以下の式で示される。

$$y=\frac{1}{2}gt^2,\quad y'=gt,\quad y''=g\qquad (ただし，gは重力加速度9.8\,\mathrm{m/s^2})$$

【AM 81】（2）

　　フックの法則より $F\,\mathrm{(N)}/A\,\mathrm{(m^2)}=E\,\mathrm{(Pa)}\times\Delta L\,\mathrm{(m)}/L\,\mathrm{(m)}$，よって $\Delta L=FL/AE$。

　　この式に $F=10\,\mathrm{kN}$，$L=1\,\mathrm{m}$，$A=100\times10^{-6}\,\mathrm{m^2}$，$E=200\times10^9\,\mathrm{Pa}$ を代入して $\Delta L=0.5\times10^{-3}\,\mathrm{m}=0.5\,\mathrm{mm}$。

【AM 82】（3）

　　粘性流体が層流でパイプ中を流れるとき，つぎのハーゲン・ポアズイユの式が成り立つ。

$$Q=\frac{\pi R^4\Delta P}{8\mu L}$$

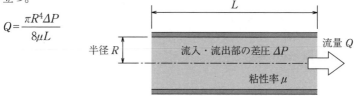

【AM 83】（2）

　　振動数が $10\,\mathrm{Hz}$（1秒間に10回振動）のとき，周期（1回の振動に何秒かかるか）は0.1秒である。振動数が $100\,\mathrm{Hz}$ なら，周期は0.01秒である。つまり，周期は周波数の逆数になる。

【AM 84】（2）

　　問題を図にしたのが右図である。熱エネルギー（比熱×質量×温度変化）は0℃を基準として考える。水の比熱は $1\,\mathrm{cal/(g\cdot℃)}$ である。

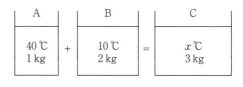

　　0℃基準で，Aの持つ熱エネルギーは $1\times1\,000\times40\,\mathrm{cal}$，Bは $1\times2\,000\times10\,\mathrm{cal}$，Cは $1\times3\,000\times x\,\mathrm{cal}$ となる。A＋B＝Cとして x を計算する。

【PM 80】（1）

　　AB 間では斜面に沿って一定の加速度が働いている。それを α とすると，速度は α を積分して αt。要するに速度は時間に比例して増える。この時点で答は（1）か（2）のどちらかに絞られる。BC 間は滑らかで，速度は増えも減りもしない，つまり一定である。したがって答は（1）である。

【PM 81】　解答なし。不適切問題。

　　a, b. 誤。B は（上）降伏点で，比例限度を過ぎている。

　　c. 誤。D は最大応力点。

　　d. 正。A までは弾性域に入っている。

　　e. 誤。クリープは粘性体での現象。

【PM 83】（5）

$$PV = nRT$$

温度の変化を x〔℃〕とする。x がプラスなら上昇，マイナスなら下降である。

　　　　温度変化前：　$1 \times 1 = nR \times (27 + 273) = 300\,nR$

　　　　温度変化後：　$1 \times 1.2 = nR \times (300 + x)$

温度変化前の式から $nR = 1/300$ である。これを温度変化後の式に代入すれば $x = 60$ と求まる。

第 23 回（2010 年）

【AM 80】（4）

　　質量 m〔kg〕の物体が半径 r〔m〕の円周上を速度 v〔m/s〕で回転しているとき

　　　角速度　$\omega = v/r$

　　　加速度　$\alpha = v^2/r = r\omega^2$　　　（向きは円心方向）

　　　遠心力　$F = mv^2/r = mr\omega^2$

　　　本問では $r = 0.05\,\mathrm{m}$, $v = 2\,\mathrm{m/s}$ であるから，$\alpha = v^2/r = 2^2/0.05 = 80\,\mathrm{m/s^2}$。

【AM 81】（2）

　　引張り強さが 400 MPa で安全率が 5 ということは，丸棒を 2 kN の力で引っ張ったときに生じる応力が $400 \div 5 = 80$ MPa であるということ。

　　　　応力〔Pa〕＝力〔N〕／断面積〔m²〕

$$80 \times 10^6 = \frac{2 \times 10^3}{断面積}, \qquad 断面積 = 2.5 \times 10^{-5}\,\mathrm{m^2} = 25\,\mathrm{mm^2}$$

【AM 82】（4）

ハーゲン・ポアズイユの式 $Q = \pi r^4 \Delta P / 8 \mu L$ を使う。内径が半分になるということは，半径も半分になるということである。半径が半分になると流量 Q は16分の1になる。すなわち抵抗は16倍になる。

【AM 83】 （2）

速度 v，周波数 f，波長 λ の関係は $v = f \cdot \lambda$ である。図から $v = 1\,\mathrm{m/s}$, $\lambda = 4\,\mathrm{m}$ であるから，$f = v / \lambda = 0.25\,\mathrm{Hz}$ となる。

【AM 84】 （3）

水の比熱が $4.2\,\mathrm{J/(g \cdot ℃)}$ というのは，水1gの温度を1℃上昇させるのに必要なエネルギーが4.2Jであるということである。本問では水100gの温度を10℃上昇させるので，必要なエネルギーは $4.2 \times 100 \times 10 = 4\,200\,\mathrm{J}$。60秒でこれだけのエネルギーを放出する（仕事をする）わけだから仕事率（1秒当りの仕事量）は $4\,200 / 60 = 70\,\mathrm{W}$ である。

【PM 80】 （2）

鉛直上方に物体を投げ上げる運動は，最高到達点からの落下運動と同じである。t秒後の落下速度は $v = gt \cdots ①$，落下距離は $h = gt^2 / 2 \cdots ②$ である。式①より $t = v / g$，これを式②に代入すると $h = v^2 / 2g$ となる。月面では重力加速度 g が $g/6$ になるので h は6倍になる。単純に「重力が6分の1になるから，到達高度は6倍になる」と考えてよい。

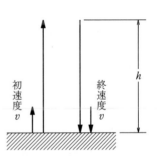

【PM 81】 解答なし。不適切問題。

ベルヌーイの定理

$$p + \rho g h + \frac{1}{2} \rho v^2 = 一定$$

を使う。A では $p_A + \rho g h + (1/2) \rho V_A^2$, B では $p_B + \rho g h + (1/2) \rho V_B^2$ である。高さ h はどちらも同じと考えられるので

$$p_A + \frac{1}{2} \rho V_A^2 = p_B + \frac{1}{2} \rho V_B^2$$

AB 間の圧力差は $P_A - P_B$ であるから

$$p_A - p_B = \frac{1}{2} \rho \left(V_B^2 - V_A^2 \right)$$

よって AB 間の圧力差に比例するのは $V_B^2 - V_A^2$ である。

【PM 82】　（3）

$$1\,\mathrm{kgf/cm^2} \fallingdotseq 1\,\mathrm{atm} \fallingdotseq 760\,\mathrm{mmHg} \fallingdotseq 1\,万\,\mathrm{mmH_2O} \fallingdotseq 10\,万\,\mathrm{Pa}$$

必要部分を取り出すと $760\,\mathrm{mmHg} \fallingdotseq 10\,万\,\mathrm{Pa} = 100\,\mathrm{kPa}$

呪文：760 mmHg　が　100 kPa　なら　130 mmHg　は　x kPa

式　：　　760　　：　　100　　＝　　130　　：　　x

外側同士の積 $760x =$ 内側同士の積 100×130。

$$x = 100 \times 130 / 760 = 17.1\,\mathrm{kPa}。$$

【PM 83】　（3）

　　常識で答えられる。山びこは単なる音の反射であってドップラー効果とは関係ない。

【PM 84】　（2）

　a．正。熱伝導率のこと。

　b．誤。真空という言葉に単純に反応してはいけない。

　c．誤。対流とは暖められて軽くなった空気が上昇し… → 無重力状態では軽くならない（重さがない）。

　d．誤。黒いものがよく暖まるのは赤外線の反射が少ない（吸収する）から。

　e．正。

【PM 87】　（2）

　　血液の粘性率は流れの状態によって値が著しく異なるので，一概に「水の3〜5倍」とはいえないと思うのだが，公開された解答では，これは正しいということになっている。

　　粘性が流速に関係なく一定なのはニュートン流体。

　　圧差一定の層流では流量は円管内径の4乗に比例する（ハーゲン・ポアズイユの式）。

第 24 回 （2011 年）

【AM 80】　（2）

　　問題図のように力を加えると，三角形の板は時計回りに回転する。これを阻止するために B に力を加えるなら，その向きは x 軸の負方向でなければならない。x 軸の正方向に力を加えるとよけいに回転してしまうし，y 軸方向は正でも負でも回転には関係ないからである。この時点で答は（2）か（3）に絞られる。

さて力の大きさだが，これは力のモーメント（トルク）の釣り合いを考えればよい。右図を見てほしい。この直角三角形の斜辺の長さを三平方の定理で求めると50 cmであり，つまり各辺の長さの比は3：4：5である。Cに加えた10 Nの力は分力 F_A と F_B に分解されるが，こ

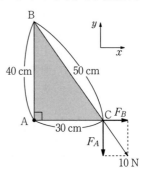

のうち回転に寄与するのは F_A だけで F_A の大きさは8 Nである（50に対応するのが10 Nなら40に対応するのは何 N かという問題になる。ちなみに F_B は6 Nである）。したがって，F_A による時計回りの力のモーメントは8 N × 30 cm = 240 N·cm である。Bに x 軸の負方向に力を加えて回転を阻止するなら，その大きさは 240 N·cm/40 cm = 6 N となる。

【AM 81】 （3）

ポアソン比の計算問題は初めてである。しかし，ポアソン比の意味を理解していれば易しい問題である。

ポアソン比とは縦ひずみと横ひずみの比で，つぎの式で表される。

$$\nu = \left| \frac{\varepsilon_D}{\varepsilon_L} \right| \quad \left(\varepsilon_L = \frac{\Delta L}{L} \ \text{縦ひずみ}, \quad \varepsilon_D = \frac{\Delta D}{D} \ \text{横ひずみ} \right)$$

本問では ΔL = −1.5 mm（圧縮されて縮んでいるのでマイナス），L = 300 mm，D = 60 mm として ΔD を問われている。また，ナイロンのポアソン比として ν = 0.4 が与えられている。これらの値を代入すると ΔD = 0.12 mm を得る。

【AM 82】 （4）

円管内の流れのレイノルズ数を表す式はつぎのとおりである。

$$Re = \frac{\rho d v}{\mu}$$

ρ〔kg/m³〕：流体の密度，　　　d〔m〕：管の直径，
v〔m/s〕：平均流速，　　　μ〔Pa·s〕：粘度

本問では d = 0.01 m，v = 1 m/s である。また，動粘度として（粘度 μ）/（密度 ρ）= 4 × 10⁻⁶ m²/s が与えられている。これらを代入すると Re = 2 500 を得る。

【AM 83】 （3）

問題の意味がわからないという人もいるかもしれないので解説しておこう。

　下図で①が空気などの媒質で，まだ振動していない状態である。空気中を音が伝わると空気は②のように振動する（縦波）。このときSの位置にあった媒質はS′の位置までaだけ変位している。変位方向は波の進行方向なのでこれを正とし，③のようにプロットする。また，Rの位置にあった媒質はR′の位置までbだけ変位しており，変位方向は波の進行方向と逆なのでこれを負としてプロットする。こうしてできた③が問題図である。このとき媒質が最も密な位置はT（問題図ではCに相当）であることは媒質の密度をグラデーションで表した「媒質の疎密」を見ても明らかであろう。

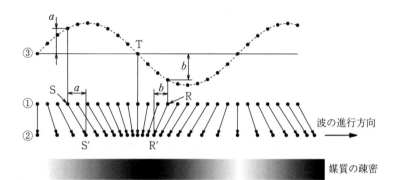

【AM 84】 （2）

　　この手の問題は0℃基準で熱エネルギーを考えればよい。問題を図に表すと右図のようになる。

A		B		C
50℃ 10 kg	+	20℃ x〔kg〕	=	40℃ $(10+x)$〔kg〕

　水の比熱は1 cal/(g·℃)であるから，0℃基準でAの持っている熱エネルギーを計算すると1〔cal/(g·℃)〕× (10 × 1 000)〔g〕× 50〔℃〕となる。B，Cも同様だが，比熱とkgをgに直す部分はA，B，Cに共通なので省略して式を簡略化できる。結局 $10 \times 50 + 20x = (10 + x) \times 40$ となり，これを解くと $x = 5$ kgを得る。

【PM 80】 （2）

　　質量 m〔kg〕の物体が半径 r〔m〕の円周上を速度 v〔m/s〕で回転しているとき

　　角速度　$\omega = v/r$

　　加速度　$\alpha = v^2/r = r\omega^2$　（向きは円心方向）

　　遠心力　$F = mv^2/r = mr\omega^2$

（2）　誤。遠心力は角速度の2乗に比例する。

【PM 81】　（5）

　　弾性余効現象などはME2種や国家試験受験者にとってかなりマニアックである。一応簡単な説明を挙げておくが，この説明だけでそれぞれの現象の内容を深く理解するのは無理であろう。それよりも「他の現象はよくわからないけれど，少なくとも問題文はクリープの例だな」となるほうが重要である。

（1）　応力弛緩現象

　　一定ひずみの下で応力が低下する現象。ビニールロープを引っ張って一定量伸ばすと（一定のひずみを与えると）最初は伸びを維持するのにかなりの力が必要だが，そのうちビニールがダレてきて弱い力でも保持できるようになる。

（2）　弾性余効現象

　　弾性体は弾性限度内では応力を0にするとただちにひずみも0に戻る。しかし応力を除去してもしばらくひずみが残り，ひずみが0になるまで時間が必要となる場合もある。これを弾性余効という。

（3）　ピーキング現象

　　生理学のほうの言葉。

（4）　滑り変形現象

　　金属結晶がせん断応力により変形し，限界を超えると原子の結合が切れ，ある面を境にしてずれる。単純に引っ張った場合でも，引張り方向に対して45°の角度で生じることがある。

（5）　クリープ現象

　　一定応力の下でひずみが増加する現象。

【PM 82】　（1）

　　ベルヌーイの定理　$p + \rho gh + (1/2)\rho v^2 = $一定　の問題。

　　静水圧が0というのは$\rho gh = 0$として考えろということである。また，pが静圧，$\rho v^2/2$が動圧，一定というのが総圧である。

（1）　誤。流速が2倍になると動圧は4倍になる。

【PM 84】　（2）

　　　　　$PV = nRT$

　　　　加熱前：　$1 \times 1 = nR \times (27 + 273) = 300\,nR$

　　　　加熱後：　$2 \times V = nR \times (127 + 273) = 400\,nR$

　　加熱前の式から$nR = 1/300$となるので，これを加熱後の式に代入して2/3

= 0.67 L。

【PM 85】（2）

b．誤。毛細血管の流れが乱流のわけないでしょう。層流です。

c．誤。血管壁が硬いほど速い。

d．誤。半径の4乗に比例する。

e．正。半径1mm以下の血管では血球が中央部に集中し（集軸効果またはシグマ効果という），血管壁に近い部分では赤血球数が減少する。その結果，全体の粘度が低下したように振る舞う。

第25回（2012年）

【AM 80】（3）

斜面以外で摩擦と運動を組み合わせた形式。このように項目が組み合わさると解けなくなる人が多い。落ち着いて考えよう。

① 質量5kgの質点は50Nの力で床を押す。

② 動摩擦係数が0.1なので，摩擦領域では50×0.1＝5Nのブレーキがかかる。

③ 質量5kgの物体に5Nの力が働くのだからブレーキの加速度は1m/s^{2}である。

② 制動力（ブレーキ）
＝50×0.1＝5N

質量5kg

③ 制動の加速度
＝5N÷5kg＝1m/s^2

動摩擦係数0.1

① 下向きの力　5×9.8≒50N

物体にαの加速度が働いたとき，t秒後の移動距離yと速度y'は$y=(1/2)\alpha t^2$，$y'=\alpha t$となる。これは速度が増える場合だけでなく，減速する場合も同じである。ここから加速度1m/s^{2}で2m/s減速するには2秒かかることがわかり（$y'=1\times t$），2秒間で進む距離は2mであることがわかる（$y=(1/2)\times1\times2^2$）。

【AM 81】（4）

フックの法則より$F[N]/A[m^2]=E[Pa]\times\Delta L[m]/L[m]$，よって$A=E\Delta L/FL$。この式に$E=200\times10^9$ Pa，$\Delta L=1\times10^{-3}$ m，$F=10$ kN，$L=1$ mを代入して$A=50$ mm^2。

【AM 82】（4）

臨界レイノルズ数は2500程度。それより小さいと層流，大きいと乱流になる。

【AM 84】　（5）

　　おなじみの $PV = nRT$。ピストンの摩擦が無視できるので，加熱後も $P = 1$ 気圧である。また，L が 20 cm から 50 cm になるということは体積が 2.5 倍になるということである。加熱後の温度を T〔℃〕とすると

　　　　加熱前：　$1 \times 1 = nR \times (127 + 273)$
　　　　加熱後：　$1 \times 2.5 = nR \times (T + 273)$

これを解くと $T = 727$℃を得る。

【AM 86】　（3）

　　応力の単位は Pa である。

【PM 25】　（5）

　　とりあえず（1）について考えよう。

　　　　$1\,\text{kgf/cm}^2 ≒ 1\,\text{atm} ≒ 760\,\text{mmHg} ≒ 1\,\text{万 mmH}_2\text{O} ≒ 10\,\text{万 Pa}$

mH$_2$O というのは長さの単位を m（メートル）としたもので，$1\,\text{mH}_2\text{O} = 1\,000\,\text{mmH}_2\text{O}$ である。逆にいえば 1 万 mmH$_2$O $= 10\,\text{mH}_2\text{O}$ であるから $1\,\text{atm} ≒ 1$ 万 mmH$_2$O $= 10\,\text{mH}_2\text{O}$ であり，（1）はほぼ正しいことがわかる（≒なので小数点以下の違いは無視）。誤っているのは（5）で，H（ヘンリー）はインダクタンスの単位であり，$1\,\text{H} = 1\,\text{A}^{-1}\!\cdot\!\text{V}\!\cdot\!\text{s}$ である。

【PM 43】　（4）

　　酸素ボンベだから体積の変化はない。

　　　　温度上昇前：　$15 \times V = nR \times (27 + 273)$
　　　　温度上昇後：　$P \times V = nR \times (57 + 273)$

これを解くと $P = 16.5\,\text{MPa}$。圧力変化は $1.5\,\text{MPa} = 1\,500\,\text{kPa}$。

【PM 80】　（5）

　　向心力＝遠心力（向きは逆）である。この式を試験中に導くことはほぼ無理なので，知っているか知らないかの勝負になる。

【PM 81】　（2）

　　力を取り除くとひずみが 0 に戻る。　　→　弾性変形
　　力を取り除いてもひずみが 0 に戻らず変形が残る。　→　塑性変形

【PM 82】　（4）

　　SI 単位というのはこの場合，Pa のこと。

　　　　$1\,\text{kgf/cm}^2 ≒ 1\,\text{atm} ≒ 760\,\text{mmHg} ≒ 1\,\text{万 mmH}_2\text{O} ≒ 10\,\text{万 Pa}$

必要部分を取り出すと $760\,\text{mmHg} ≒ 10\,\text{万 Pa}$。

呪文：760 mmHg　が　10万 Pa　なら　100 mmHg は　x Pa

式　：　760　　：　　100 000　　＝　　100　　：　　x

外側同士の積 $760x =$ 内側同士の積 100 000×100。

$x = 13\,158$ Pa $= 13.15$ kPa。

【PM 83】（4）

（超）音波というより波そのものの性質である。

a．散乱ではなく干渉が起こる。

b．横波より縦波のほうが速い（地震のP波，S波など）。

e．ヤング率の平方根に比例する。

【PM 84】（3）

e．断熱効果が大きいとは熱伝導率が低いということである。

【PM 85】（2）

反射係数とは境界面でどのくらい波が反射するかというもので，0（反射なし）から1（全反射）の値をとる。したがって（4），（5）は論外である。境界の両面の特性音響インピーダンスを Z_1, Z_2 とすると，振幅で表した反射係数 S は $S = (Z_1 - Z_2)/(Z_1 + Z_2)$ となる。$Z_1 = 8 \times 10^6$, $Z_2 = 2 \times 10^6$ を代入して $S = 0.6$ を得る。

第 26 回（2013 年）

【AM 80】（1）

質量 m，速度 v の物体の運動エネルギーは $1/2\,mv^2$ である。問題の組み合わせの運動エネルギーは，以下のとおりである。

（1）　$\dfrac{1}{2} mv^2$　　（2）　mv^2　　（3）　$\dfrac{1}{4} mv^2$　　（4）　$\dfrac{1}{32} mv^2$

（5）　$\dfrac{1}{128} mv^2$

【AM 81】（4）

この手の問題の斜面の角度はほとんど 30° であり，そのとき物体は斜面方向に $mg/2$ の力を受けるということは覚えておいたほうがよい。

【AM 82】（4）

フックの法則より $F[\text{N}]/A[\text{m}^2] = E[\text{Pa}] \times \Delta L[\text{m}]/L[\text{m}]$，よって $\Delta L = FL/AE$。

この式に $F = mg = 10$ N，$L = 1$ m，$A = 2 \times 10^{-6}$ m2，$E = 50 \times 10^6$ Pa を代入

して $\Delta L = 0.1\,\text{m} = 100\,\text{mm}$。

【AM 83】（5）

　流れが層流のときに成り立つポアズイユの式の問題。流量は管径の4乗に比例！というやつである。管の半径を r〔m〕，管長を L〔m〕，流体の粘性率を μ〔Pa·s〕，圧力差を ΔP〔Pa〕とすれば，単位時間に流れる流体の体積（流量）Q〔m^3/s〕は，$Q = \dfrac{\pi r^4 \Delta P}{8\mu L}$ となる。

　この問題では「水タンクをある高さに固定」→圧力差 ΔP が一定，「同じ長さ」→管長 L が一定であり，また題意から最初も後も流すのは水→流体の粘性率 μ も一定である。結局，管の半径 r が2倍になっただけであり Q は $2^4 = 16$ 倍となる。

【AM 86】（5）

　音波は縦波である。超音波は可聴音より周波数が高いので直進性（指向性）がよく，減衰が大きい。音速は周波数とは関係なく空気中では約 $340\,\text{m/s}$，生体軟組織中（水中）では約 $1\,500\,\text{m/s}$ である。本書において反射については特に解説していないが，上の知識だけで（5）を選ぶことができる。

【PM 31】（2）

　（1）　生体軟組織中（水中）の音速は約 $1\,500\,\text{m/s}$。

　（3）　胎児や心臓の動きなども測定できる。

　（4）　$1 \sim 10\,\text{MHz}$ 程度。というか，$10\,\text{kHz}$ では超音波ではない。

　（5）　ドプラ法は血行動態や血流速度を検査するもの。

【PM 80】（3）

　計算はつぎのとおり。

　$0.1 \times 10 \times 2 \div 5 = 0.4$。【AM 82】と同様に，問題文に重力加速度が9.8だと書いてあるからといって9.8を使うのはばかげている。10を使えば暗算で計算できる。

【PM 81】（1）

　（1）がクリープ現象であることを意外に思うかもしれないが，（2）〜（5）は明らかにクリープ現象とは何の関係もないので解答できる。ちなみに（3）は集軸効果（またはシグマ効果）という。

【PM 82】（3）

　噴水といわれると，とたんにわからなくなるかもしれない。要するにある物

体を 10 m/s で真上に投げたときの到達高さを出せばよい。計算にはエネル
ギー保存則を使うのが最も簡単。最初は $mv^2/2$ のエネルギーを持っており，
最高到達点ではそれがすべて mgh の位置エネルギーに変わるのである。
$mv^2/2 = mgh$ で $v = 10$，$g = 10$ とすると $h = 5$。

【PM 83】（5）

音圧とは音による圧力のこと（正確には大気圧からの変動分）で，これが大
きいと大きな音になる。また音は疎密波（縦波）であり，媒質のひずみが伝搬
することによって伝わる。音速に媒質の体積は無関係（バケツの水もプールの
水も音速は同じ）。

【PM 84】（3）

ほとんど常識問題。対流とは暖まった空気が軽くなって上にのぼり…という
もので，無重力状態では重いも軽いもなく，対流は起こらない。

【PM 85】（4）

機械工学で出てきたのは粘弾性だけで，あとは生体物性などの内容であろう
が，常識的に考えて（4）は間違いだとわかるはず。われわれの体は磁石には
くっつかない。

第 27 回（2014 年）

【AM 25】（4）

a．SI における基本単位は，長さ（メート
ル m），質量（キログラム kg），時間
（秒 s），電流（アンペア A），温度（ケル
ビン K），光度（カンデラ cd），物質量（モ
ル mol）の七つ。

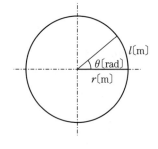

b．rad は吸収線量の単位としても用いられる
が，SI 単位では角度（平面角）の単位であ
る。右の図で $\theta = l/r$ であり，単位で考え
ると rad = m/m となるから rad は無次元の
単位である。

c．Hz は周波数（振動数）の単位で，1 秒間に何回の振動があるかを表すので
Hz = 回数/s であるが，回数は物理量ではないので Hz = 1/s となり組立単位
である。

d．そのとおりである。詳細は電気の授業で習うはず。

e. 数を示す接頭語は，10^{18} エクサ E，10^{15} ペタ P，10^{12} テラ T，10^9 ギガ G，10^6 メガ M，10^3 キロ k，10^{-3} ミリ m，10^{-6} マイクロ μ，10^{-9} ナノ n，10^{-12} ピコ p，10^{-15} フェムト f，10^{-18} アト a。その他 10^2 ヘクト h，10^{-1} デシ d，10^{-2} センチ c がある。今回は小さいほうで 10^{-18} が出題されたが，そうすると大きいほうも 10^{18} までは覚えておかねばなるまい。

【AM 80】（5）

計算で解析的に解くのが本筋であろうが，試験中はそんな時間はないだろうから，頭でイメージして定性的に考えよう。

（1）周囲に抵抗があってもなくても，手をゆっくりと動かせば「手の振幅＝おもりの振幅」となるが，手を早く動かすと手だけ動いておもりはほとんど動かなくなるだろう。なので誤り。

（2）（1）と同じ考察。手をゆっくりと動かせば上下の振幅／おもりの振幅＝1 だが，手を早く動かすと上下の振幅／おもりの振幅＝上下の振幅／0＝∞ となる。誤り。

（3）周囲に抵抗があってもなくても，おもりの振動の周波数と上端の周波数は同じである。異なるのは振幅と位相。

（4）周囲に抵抗があってもなくても，上下の振動が正弦波ならおもりの振動も正弦波になる。加速度はおもりが振動の端っこに来たときが最大であり，このことは周波数とは関係ない。誤り。

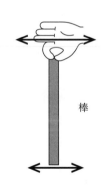

棒

（5）これが正解。周囲に抵抗があってもなくても，ある周波数でおもりの振幅が最大になり，このとき系は共振している。

要するに本問では周囲の抵抗は関係ない。ちなみに簡単な実験で確かめることもできる。バネとおもりの代わりに棒を持って左右に振り，そのときの棒の先端の触れ具合を観察すればよい。棒は鉛筆のような短いものではなく，授業で先生が使う指し棒のような長めのものがわかりやすい。

【AM 81】（3）

下図は応力-ひずみ曲線。OA 間が応力とひずみが比例している部分で，この比例関係をフックの法則という。OB 間が弾性変形であるが，フックの法則が成り立つのは A の比例限度までである。c の線形弾性変形の線形とは，同じ弾性変形でも「比例している部分」の弾性変形ですよ，という意味。

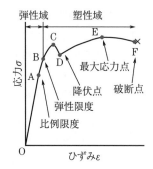

【AM 82】（2）

　　直円管内を流れる流体のレイノルズ数は $Re = \dfrac{\rho d v}{\mu}$ である。

　　ただし Re はレイノルズ数（無次元量），ρ〔kg/m³〕は流体の密度，d〔m〕は管の直径，v〔m/s〕は平均流速，μ〔Pa·s〕は粘度である。

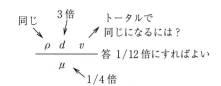

　　まじめに計算してもよいのだが，つぎのように考えたほうがよい。

　　問題文にあるように流れが相似というのはレイノルズ数が同じということ。本問ではカッコ付きで書いてくれているが，今後はこのような注釈が入らないことも考えられるので注意。

【AM 84】（3）

　　$v = f \cdot \lambda$ を使う。水中での音速 1 500 m/s は必須知識。$v = 1\,500$，$f = 1 \times 10^6$ を代入すると $\lambda = 1.5 \times 10^{-3}$ m $= 1.5$ mm。

【AM 86】（4）

　　表 9.1 参照。

【PM 80】（4）

　　a．力を F，質量を m，加速度を α とすると $F = m/\alpha$ ではなく $F = m \cdot \alpha$ である。

　　b．力の単位は N（ニュートン）である。Pa（パスカル）は応力，圧力の単位。

　　c．そのとおり。作用点とはその力がどこに働くか，ということ。

　　d．そのとおり。大きさだけの量はスカラー。

　　e．速度（velocity）はベクトル，速さ（speed）はスカラー。

【PM 81】 （2）

　　形状が急激に変化する場所に応力集中が起こる。

　　右図のような板を上下に引っ張ることをイメージして，どこに最初にヒビが入るかを考えればわかる。

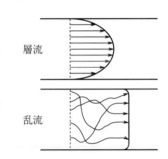

【PM 82】 （2）

　　【AM 82】にもあったように直円管内を流れる流体のレイノルズ数は $Re = \dfrac{\rho d v}{\mu}$ である。

　　レイノルズ数が 2 000 以下なら層流，3 000 を超えると乱流。

（1）　ハーゲン・ポアゼイユの式は流れが層流のとき成立する。上式から v が小さい（流れが遅い）と層流になることがわかる。誤り。

（2）　攪拌は「かくはん」と読み，意味は「かき混ぜる」。右図を見れば一目瞭然だろう。正しい。

（3）　上式から v が小さい（流れが遅い）と層流になることがわかる。

（4）　同様に μ が小さい（粘性率が低い）と乱流になることがわかる。誤り。

（5）　連続の式とは「入ってきた流体と出て行った流体の量は同じ」というもので，これは層流・乱流に関係なく成立する。誤り。

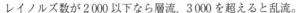

【PM 83】 （3）

　　ドップラー効果の問題だが，従来より進化している。式は以下のとおり。

$$f' = f \times \frac{c \pm v_o}{c \pm v_s}$$

　　f'〔Hz〕：観測者が聞く音の周波数，f〔Hz〕：音源の周波数，c〔m/s〕：音速，v_o〔m/s〕：観測者の速度，v_s〔m/s〕：音源の速度。

　　$c \pm v_o$ → 近づこうとすれば＋，遠ざかろうとすれば−。

　　$c \pm v_s$ → 近づこうとすれば−，遠ざかろうとすれば＋。

　本問の状況を考えると，

　観測者は音源から逃げている→遠ざかろうとしている。

　音源は観測者を追いかけている→近づこうとしている。

これを踏まえて式を書くと

$$f' = f \times \frac{c - v_o}{c - v_s} = f \times \frac{c - \dfrac{1}{25}c}{c - \dfrac{1}{5}c} = f \times \frac{\dfrac{24}{25}c}{\dfrac{4}{5}c} = f \times \frac{6}{5}$$

となる。観測者より音源のほうが早いので，結局は近づくことになるが，$f' = f \times \dfrac{c + v_o}{c - v_s}$ とやってしまうと間違ってしまう。

　ちなみに本問での観測者の速度は時速約 49 km，音源の速度は時速約 245 km であり，新幹線が車を追いかけるといった感じである。従来の「止まっている観測者に向かって音速の 1/3 の速度（時速約 408 km）で音源が近づく」といった問題より現実的になっている。また，単に近づく，遠ざかるではなく，近づこうとしている，遠ざかろうとしているという概念が登場している。

【PM 84】（2）

　考え方は下図のとおり。

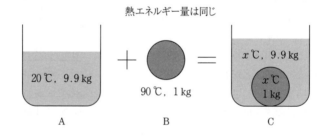

熱エネルギー量は同じ

　水の比熱は 1 cal/g・℃ であるから A の 20 ℃ 水の持つ熱エネルギーは 0 ℃ を基準として A = 1×9 900×20 cal。B の鋼球の比熱は水に対して 0.1 だから 0.1 cal/g・℃。熱エネルギーは 0 ℃ を基準として B = 1×1 000×90 cal。C は平衡状態で，水も鋼球も同じ温度になっており，これを x℃ とすると，熱エネルギーは 0 ℃ を基準として C = 1×9 900×x+0.1×1 000×x cal。A + B = C として x を求めると x = 20.7 となる。

【PM 85】（1）

　表 9.1 参照。

第28回（2015年）

【AM 32】　（2）

（1）　誤。生体軟部組織での音速は約 1.5 km/s である。

（2）　正。軟組織→約 1 500 m/s，硬組織→約 4 000 m/s。

（3）　誤。胎児や心臓なども撮影できる。

（4）　誤。0.5 〜 20 MHz 程度。【PM 82】でも同じ問題が出ている。

（5）　ドプラ法はドップラー効果を使って生体内血流情報を表示する方法。

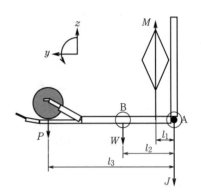

【AM 80】　（2）

点 A まわりのモーメントの釣り合いなら式（2），点 B まわりのモーメントの釣り合いなら式（5）になる。

聞かれているのは「肘関節まわりの力のモーメントの釣り合いを表す式」なので式（2）が答となる。

【AM 81】　（3）

a．誤。応力は作用する荷重を断面積で割ったものである。

b．正。元の長さを L，伸びを ΔL とするとひずみは $\Delta L/L$ だから変形の度合いを比で表したものといえる。

c．正。そのとおり。

d．誤。せん断応力によって生じるひずみはせん断ひずみ。横ひずみは荷重と垂直の方向に現れるひずみ。

e．誤。弾性係数（ヤング率）は応力をひずみで割ったものである。

【AM 82】　（4）

円管内の流れのレイノルズ数を表す式は $Re = \dfrac{\rho dv}{\mu}$ である。

ここに問題に示されたの値を代入する。ただし d の単位は m なので 20 ではなく 0.02 とすることに注意。

【AM 83】（4）

　　$v=f\cdot\lambda$ を使う。水中における音波だから $v=1\,500\,\text{m/s}$ である。また図から
この波は $0.1\,\text{ms}$ 周期であることがわかり，したがって $f=10\,000\,\text{Hz}$（$=$
$10\,\text{kHz}$）である。$\lambda=v/f=0.15$ だが，この単位は m なので cm に直して $15\,\text{cm}$
となる。

【AM 84】（2）

　　水 $3\,\text{L}$ の質量は $3\,\text{kg}$。$25\,℃\rightarrow 37\,℃$ だから $12\,℃$ 温度上昇させることになる。
水の比熱が $4.2\,\text{kJ/(kg·K)}$ というのは水 $1\,\text{kg}$ の温度を $1\,\text{K}$（$=1\,℃$）上昇さ
せるのに $4.2\,\text{kJ}$ 必要ということ。$3\,\text{kg}$ の水の温度を $12\,℃$ あげるには $4\,200\times 3$
$\times 12=151\,200\,\text{J}$ 必要になる。

　　$500\,\text{W}$ のヒータは 1 秒間に $500\,\text{J}$ のエネルギーを放出するが，加温に使われ
るのはそのうちの $80\,\%$ なので，1 秒当り $500\times 0.8=400\,\text{J}$ である。これで
$151\,200\,\text{J}$ に達するのには $151\,200\div 400=378$ 秒かかる。

　　ちなみに上の説明で「$1\,\text{K}$（$=1\,℃$）」と書いたが，これは「℃ と K のきざみ
が同じ」という意味。温度の値でいえば $1\,\text{K}=272\,℃$ である。

【PM 46】（5）

　　$v=f\cdot\lambda$。$v=3.0\times 10^8\,\text{m/s}$，$f=1.5\times 10^9\,\text{Hz}$ として $\lambda=v/f=0.2\,\text{m}=20\,\text{cm}$。

【PM 80】（2）

　　物体を落下させたときの落下距離は $gt^2/2$。これを 10 とおく。g は $9.8\,\text{m/s}^2$
だがここでは $g=10$ としよう。すると $t^2=2$ で $t=\sqrt{2}$ となる。

【PM 81】（5）

　　流速は連続の式。管路抵抗はポアズイユの式を使う。

　　まず流速から。上流の流速を $v_上$，下流の流速を $v_下$ としよう。上流も下流
も流れる量は同じというの
が連続の式で

　　　　$v_上\cdot A=v_下\cdot(A/2)$

となる。ここから $v_下=2\cdot v_上$
で下流では流速が 2 倍にな
ることがわかる。この時点
で（5）が答だとわかる。

　　答はわかったが管路抵抗
のほうも確認しておこう。
ポアズイユの式は

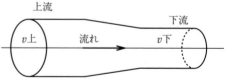

$$Q = \frac{\pi r^4 \Delta P}{8 \mu L}$$

下流では面積が半分になるので，半径は $1/\sqrt{2}$ 倍になる。半径が $1/\sqrt{2}$ 倍になると流量は $1/4$ になる。流量が $1/4$ になるということは管路抵抗が4倍になるということである。

【PM 82】　（4）

（1）　正。そのとおり。

（2）　正。周波数が高いほど直進性が高くなる。

（3）　正。ドップラー効果の式を使って説明することは可能だが，そこまでしなくても日常的に経験する内容だろう。

（4）　誤。図にするとわかりやすい。音波は疎密波であるから，音で考えよう。①は無音状態。②は音がある状態。②′は②をグラデーションで描いたもの。密な部分は空気がギュッと集まっていて，圧力が高くなる。

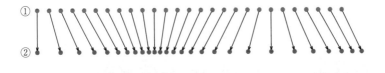

（5）　正。そのとおり。

【PM 84】　（3）

やっぱり出ました $PV=nRT$ 問題。

加熱前：$10 \times 0.3 = nR \times 300$　　①

加熱後：$20 \times V = nR \times 400$　　②

式①から $nR=0.01$ であり，これを式②に代入すると $V=0.2$ となる。

【PM 85】　解答なし

固有音響インピーダンスの単位は $kg/(m^2 \cdot s)$ であって $kg/(m^2/s)$ ではない。この時点で不適切問題であり解答なしである。とりあえず $kg/(m^2 \cdot s)$ として考えてみよう。

機械工学というより生体物性の問題なので，覚えていれば終わりだが，実は覚えてなくても何とかなる。音響インピーダンスは媒質中の音速と媒質の密度との積で表される。生体軟組織の音速は $1\,500\,m/s$，密度は水とほぼ同じで

$1\,000\,\mathrm{kg/m^3}$, 積をとると $1\,500\times1\,000=1.5\times10^6$ となり（4）が答となる。

　　固有音響インピーダンスの単位を間違えたのはついうっかりだろう。その
うっかりのために本問は不適切問題となった。

【PM 86】（4）

　　熱の移動で数値計算が出
題されたのは初めてではな
いだろうか。

　　式はつぎのとおり。

$$Q=k\cdot A\cdot t\cdot\frac{\Delta\theta}{\Delta x}$$

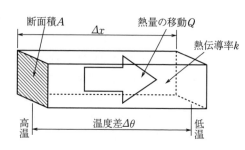

　　単位に気をつけよう。こ
のような公式の単位はすべ
て SI 単位であり，例えば長
さは m である。

　　　　熱伝導率　$k=5\times10^{-3}\,\mathrm{J/(cm\cdot s\cdot ℃)}=0.5\,\mathrm{J/(m\cdot s\cdot ℃)}$
　　　　断面積　$A=10\,\mathrm{cm^2}=10\times10^{-4}\,\mathrm{m^2}$
　　　　時間　$t=1$ 分間 $=60\,\mathrm{s}$
　　　　両面の温度差　$\Delta\theta=4\,℃$
　　　　厚さ　$\Delta x=5\,\mathrm{mm}=5\times10^{-3}\,\mathrm{m}$
これらの値を代入すれば $Q=24\,\mathrm{J}$ が得られる。

第 29 回（2016 年）

【AM 80】（5）

　　　　反時計回りの力のモーメントは $1\times0.3+1\times0.15=0.45\,\mathrm{kgf\cdot m}$。
　　　　時計回りの力のモーメントは $F\times0.05=0.05F\,\mathrm{kgf\cdot m}$。
　　　　これが釣り合って $0.05F=0.45$。したがって $F=9\,\mathrm{kgf}$。
　　　　これを N に直すと $9\times9.8=88.2\,\mathrm{N}$。

【AM 81】（3）

　　　　応力-ひずみ線図は材料によっていろいろな形をとるが，臨床工学技士関係
試験の範囲では，教科書にある下図の形を考えればよい。

　a．比例限度まではフックの法則 $\sigma=E\cdot\varepsilon$ が成り立ち弾性係数すなわちヤング
　　　率 E は下図太線の傾きになる。

　b．応力-ひずみ線図は弾性に関する情報で，粘性関係はわからない。

　c．ポアソン比は縦ひずみと横ひずみの比。応力-ひずみ線図は縦ひずみの情

報。

d. 引張り強さは最大の応力を示す部分。

e. 降伏応力には上降伏応力と下降伏応力が
ある。

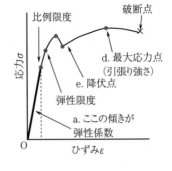

【AM 82】 （3）

（1） 圧縮性流体とはその名のとおり圧縮
できる流体。空気は圧縮性流体。

（2） 非圧縮性流体とは圧縮できない流体。
油は非圧縮性流体。

（3） 完全流体とは粘性0の流体。理想流体ともいう。現実には存在しない。

（4） すべての流体は粘性流体なのだが，あえて粘性流体というときはグリセ
リンのようなかなり粘性の高い流体に使う。

（5） 粘弾性流体とは粘性と弾性をあわせ持った流体。血液の弾性はおもに赤
血球の変形に由来する。

【AM 84】 （3）

ドップラー効果の問題。

$$f' = f \times \frac{c \pm v_o}{c \pm v_s}$$

f'〔Hz〕：観測者が聞く音の周波数，f〔Hz〕：音源の周波数，c〔m/s〕：音速，
v_o〔m/s〕：観測者の速度，v_s〔m/s〕：音源の速度。

$c \pm v_o$ → 近づこうとすれば＋，遠ざかろうとすれば－。

$c \pm v_s$ → 近づこうとすれば－，遠ざかろうとすれば＋。

音源が静止した観測者に接近するとき

$$f_{近} = \frac{c}{c-v}f$$

遠ざかるとき

$$f_{遠} = \frac{c}{c+v}f$$

その差は$f_{近} - f_{遠}$。

【AM 85】 （1）

反射係数とは境界面でどのくらい波が反射するかというもので，0％（反射なし）から100％（全反射）の値をとる。境界の両面の特性音響インピーダンスを Z_1, Z_2 とすると，振幅で表した反射係数 S は $S = \left| \dfrac{Z_1 - Z_2}{Z_1 + Z_2} \right| \times 100\%$ となる。$Z_1 = 1.35 \times 10^6$, $Z_2 = 1.65 \times 10^6$ を代入して $S = 10\%$ を得る。計算上は $\times 10^6$ は無視できることに注意。

【PM 80】 （2）

質量 m〔kg〕の物体が半径 r〔m〕の円周上を速度 v〔m/s〕で等速円運動しているとき，つぎのようになる。

角速度 ω〔rad/s〕$= vr$

加速度 α〔m/s^2〕$= v^2/r = r\omega^2$

遠心力 F〔N〕$= mv^2/r = mr\omega^2$

計算に必要な情報はすべて問題文に書いてあるが，単位に気をつけなければならない。

質量 m〔kg〕→ 質量 $100\,\mathrm{g}$ → $m = 0.1\,\mathrm{kg}$

半径 r〔m〕→ $30\,\mathrm{cm}$ → $0.3\,\mathrm{m}$

角速度 ω〔rad/s〕→ 1分間に30回転 → 1秒間に0.5回転 → 1秒間に π〔rad〕→ $\omega = \pi$〔rad/s〕

よって F〔N〕$= mr\omega^2 = 0.3\,\mathrm{N}$。ちなみに π^2 は $\pi^2 = 10$ と近似してよい。

【PM 81】 （2）

フックの法則より F〔N〕$/A$〔m^2〕$= E$〔Pa〕$\times \Delta L$〔m〕$/L$〔m〕，よって $E = FL/A\Delta L$。

この式に $F = 1\,000\,\mathrm{N}$, $L = 10\,\mathrm{m}$, $A = 1 \times 10^{-4}\,\mathrm{m}^2$, $\Delta L = 0.5 \times 10^{-3}\,\mathrm{Pa}$ を代入して $E = 200 \times 10^9 = 200$〔GPa〕。

【PM 82】 （4）

ポアズイユの法則そのままで，まったくひねりはない。

【PM 83】 （5）

これまた何のひねりもない。患者のベッドを $10\,\mathrm{cm}$ 高くしたので血圧が $10\,\mathrm{cmH_2O}$ だけ高く測定された，というだけのこと。

【PM 84】 （4）

物体は温度が高くなると膨張する。元の長さが L〔m〕の棒を1℃（1 K）加熱したら長さが $L + \Delta L$ になったとすると，線膨張係数は $\Delta L/L$〔K^{-1}〕で

ある。

　元の長さが2mで線膨張係数が$1.2 \times 10^{-5} K^{-1}$であるなら，この棒の温度を1℃上昇させると伸びは$1.2 \times 10^{-5} \times 2$m。

　温度の上昇が10℃なら，伸びはその10倍で$1.2 \times 10^{-5} \times 2 \times 10$ m$= 240 \times 10^{-6}$ m $= 240$ μm。

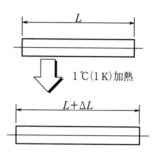

【PM 86】　（1）

（1）　「ヤング率が大きい」とは変形しにくいということ。「応力に対するひずみが大きい」とは変形しやすいということ。矛盾している。

（2）　ポアソン比は一般の金属で0.3程度，生体軟組織で0.5程度。

（3）　粘弾性体の応力−ひずみ線図（右図）。

（4）　「引っ張りに対する変形の割合が大きい」とは変形しやすいということ。腱より筋組織のほうが変形しやすい。

（5）　「粘性係数が小さい」とはサラサラしているということ。

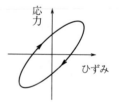

【PM 88】　（2）

a．風が吹けば寒く感じる。

b．対流が起こるスペースがない。

c．遠赤外光である。

d．温度差に比例。ポアズイユの法則と勘違いさせようとしている？

e．血流は生体内での熱輸送に大きな役割を持っている。風邪で熱があるとき，冷たいタオルは額より首の後ろとか脇の下とか大きな血管が通っている部分に当てたほうがいいという話を聞いたことがあるでしょう。

第30回（2017年）

【AM 80】（3）

おもりが100 cm上にあることは関係がない。

Aだけの場合　　　：20 cm×0.5 kgf＝10 cm·kgf

Bを追加した場合：20 cm×0.5 kgf＋10 cm×1 kgf＝20 cm·kgf

したがって力のモーメントは2倍になる。

【AM 81】（4）

フックの法則より F〔N〕/A〔m^2〕＝E〔Pa〕×ΔL〔m〕/L〔m〕，よってΔL ＝FL/AE。

この式に $F＝mg＝1\,000$ N, $L＝2$ m, $A＝4×10^{-6}$ m^2, $E＝100×10^9$ Pa を代入して$\Delta L＝0.005$ m＝5 mm。

【AM 82】（1）

圧力〔Pa〕＝力〔N〕／断面積〔m^2〕とお手軽圧力換算式を使う。

まず圧力は760 mmHg≒10万Paであるから100 mmHg≒10 000 000/760 Pa。 面積は1.0 cm^2＝$1×10^{-4}$ m^2。よって求める荷重は（10 000 000/760）×10^{-4}＝ 100/76 N。

【AM 84】（3）

v〔m/s〕＝f〔Hz〕×λ〔m〕を使う。図を見ると1 msに1回の振動なのでf ＝$1\,000$ Hzであることがわかる。音速を$v＝340$ m/sとすると$\lambda＝0.34$ m＝ 34 cmとなる。

【AM 86】（3）

たぶんすべてに○×をつけるのは難しいでしょう。しかし（3）が正しい （生体物性などで習ったはず）ので，正解を選ぶことができる。

【PM 80】（3）

水平面から60°の角度で斜め上方に10 m/sの速度で発射された物体は，横 方向に5 m/s，上方向には$5\sqrt{3}$ m/sで飛び始める。このへんは力の合成分解 と同じである。重力によって上方向の速度は減速し，やがて下向きに落ちてく る。一方，横方向にはそのような制約はなく（空気抵抗は無視），5 m/sで飛 び続ける。発射0.1秒後も0.5秒後も1秒後も同じで，物体の水平方向速度は 5 m/sである。物体の飛行軌跡は放物線になる。

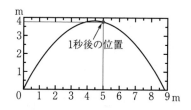 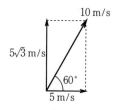

【PM 81】 （5）

　　ポアソン比とは縦ひずみ ε_L と横ひずみ ε_D との比（の絶対値）で，式で書けば $|\varepsilon_D/\varepsilon_L|$。

　　　　$\varepsilon_D = (-0.76\times10^{-6})/(40\times10^{-3})$。$\varepsilon_L = (30\times10^{-6})/(600\times10^{-3})$。

　　これを先ほどの式に代入。

【PM 82】 （5）

　　ベルヌーイの定理 $P + \rho gh + 1/2\rho v^2 =$ 一定 を使う。この定理が成立するためには流体が非粘性流体，すなわち理想流体（完全流体）であることが必要である。またこの定理は流線に沿って成立する。絞りの前後にベルヌーイの定理を用いると

$$P_1 + \rho gh + \frac{1}{2}\rho v_1^2 = P_2 + \rho gh\frac{1}{2}\rho v_2^2 \text{ であるから } P_1 - P_2 = \frac{1}{2}\rho(v_2^2 - v_1^2) \text{ となる。}$$

【PM 83】 （2）

　　角振動数 ω，速度 v，波長 λ は解答者を惑わせるための不必要な情報。

【PM 84】 （4）

　　　　$PV = nRT$

　　加熱前：$100\times30 = nR\times300$

　　加熱後：$P\times40 = nR\times400$

　　$\therefore P = 100$ kPa

【PM 85】 （2）

（1）　周波数が「高く」なるほど組織中での指向性が高くなる。

（3）　軟組織 $1\,500$ m/s，空中 340 m/s。

（4）　骨中の音速は約 $4\,000$ m/s。

（5）　肺の音響インピーダンスは小さい。

第31回（2018年）

【AM 80】（2）

箱 A, B, C などというのは受験生を惑わすためのギミックで，要するに 4 + 6 + 10 = 20 kg の物体を押しているのである。下向きに $mg \fallingdotseq 200$ N の重力がかかり，動摩擦係数が 0.2 なので 200 × 0.2 = 40 N のブレーキがかかる。したがって押す力は 60 − 40 = 20 N となる。$F = m \cdot a$ で $F = 20$ N, $m = 20$ kg であるから $a = 1$ m/s² とわかる。

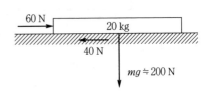

【AM 81】（1）

A 地点から物体を落としたら地面に着いたときに 15 m/s ということ。

物体を落としたときの速度は gt であるから $g = 10$ m/s² とすると $t = 1.5$ s。いまの計算は A から下まで落ちる時間。下から A まで上がるのもまったく同じなので，往復では 3 s かかる。g を 10 ではなく 9.8 で計算すれば 3.06 s となる。

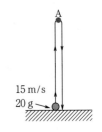

【AM 82】（4）

本問のようにバネとダッシュポットを並列に接続した力学モデルをフォークトモデルといい，直列に接続した力学モデルはマックスウェルモデルという。

本問のシチュエーションは右図の時刻 t_1 のときにおもりから手を離し（応力がかかる），t_2 のときにおもりを取り外す（応力をなくす）というもので，そのときのひずみ（＝伸びと考えてよい）を調べ

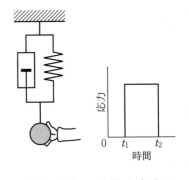

るというものである。マックスウェルモデルで同じことを行うと答は（2）になる。

【AM 83】（3）

点 A について考える。1秒間に左から流れこんでくる量（Q_1）＝1秒間に右に流れ出て行く量（$Q_2 + Q_3$）である（式 c）。

管の断面積を A とすると $Q = vA$ であるから式 c

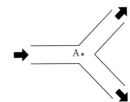

$Q_1 = Q_2 + Q_3$ は $v_1A = v_2A + v_3A$ となり A で割れば式 b になる。

【AM 84】（5）

a. 確かに血管の分岐部では渦が起きやすいが，それは動脈での話で，毛細血
管では流量も流速も低く渦は起きない。

b. そんなことはない。

c. 管が硬いほど中を流れる流体の脈波伝搬速度は速い。

d. そのとおりである。

e. 心臓から離れるほど低くなる。

【PM 47】（2）

温度変化は $60 - 20 = 40$ ℃ $= 40$ K。水の質量は 100 g $= 0.1$ kg。したがって必
要なエネルギーは $4.2 \times 10^3 \times 0.1 \times 40 = 16\,800$ J。500 W とは 1 秒間に 500 J ず
つのエネルギーを放出するのだから，かかる時間は $16\,800 / 500 = 33.6$ 秒。

【PM 80】（3）

ピストン内はどこも同じ圧力である（パスカルの原理）。

したがって 10 〔N〕$/10$ 〔cm^2〕$= F$ 〔N〕$/50$ 〔cm^2〕。$F = 50$ N。

【PM 81】（3）

$$固有角振動数：\omega_0 = \sqrt{\frac{k}{m}} \ \text{〔rad/s〕} \qquad 固有振動数：f_0 = \frac{1}{2\pi}\sqrt{\frac{k}{m}} \ \text{〔Hz〕}$$

$$周期：T = \frac{1}{f_0} \ \text{〔s〕}$$

$k = 400$，$m = 1$ を代入して $T = 0.314$ 〔s〕。

【PM 82】（1）

絞りの後の流速を v_2 とする。絞り前後で流量は同じなので $A_1 \cdot v_1 = A_2 \cdot v_2$。
よって $v_2 = (A_1/A_2) \cdot v_1$。

中心部分の流れにベルヌーイの定理 $P + \rho gh + \dfrac{1}{2}\rho v^2$ を適用する。

$$P_1 + \rho gh + \frac{1}{2}\rho v_1^2 = P_2 + \rho gh + \frac{1}{2}\rho v_2^2$$

$$P_1 - P_2 = \frac{1}{2}\rho v_2^2 - \frac{1}{2}\rho v_1^2 = \frac{1}{2}\rho(v_2^2 - v_1^2) = \frac{1}{2}\rho\left(\frac{A_1^2}{A_2^2}\cdot v_1^2 - v_1^2\right)$$

$$= \frac{1}{2}\rho v_1^2\left(\frac{A_1^2}{A_2^2} - 1\right)$$

【PM 83】（2）

ドップラー効果問題。

$$f' = f \times \frac{c \pm v_o}{c \pm v_s}$$

f'〔Hz〕：観測者が聞く音の周波数，f〔Hz〕：音源の周波数，c〔m/s〕：音速，v_o〔m/s〕：観測者の速度，v_s〔m/s〕：音源の速度。

$c \pm v_o$ → 近づこうとすれば＋，遠ざかろうとすれば－。

$c \pm v_s$ → 近づこうとすれば－，遠ざかろうとすれば＋。

観測者が静止音源に近づくとき $f_{近} = f \times \dfrac{c + v_o}{c}$

観測者が静止音源から遠ざかるとき $f_{遠} = f \times \dfrac{c - v_o}{c}$

$f_{近} \times 0.9 = f_{遠}$ から v_o を計算すると $v_o = (1/19)c = 0.0526\,c$。

$(1/19)c \fallingdotseq (1/20)c = 0.05\,c$ とやったほうが計算が簡単。

【PM 84】（5）

$$Q = k \cdot A \cdot t \cdot \frac{\theta_1 - \theta_2}{L}$$

長さ L に反比例する。

【PM 86】（1）

（1）　正。全血は非ニュートン流体，血漿はニュートン流体と見なせる。

（2）　誤。生体軟組織のポアソン比はほぼ0.5である。

（3）　誤。ヤング率が大きいほど変形しにくい。

（4）　誤。マックスウェルモデルは直列，フォークトモデルは並列。下図参照。

（5）　誤。膠原繊維は伸展性に欠けるが，引張りには強い。

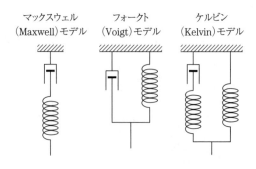

| マックスウェル (Maxwell)モデル | フォークト (Voigt)モデル | ケルビン (Kelvin)モデル |

第32回（2019年）

【AM 80】（3）

　　浮力の問題ではあるが別に難しく考える必要はなく，バネばかりが 500 g → 350 g なのだから差額の 150 g は台ばかりが受け持つことになる。

【AM 81】（3）

　　ひずみは単位長さ当りの変形量である。

【AM 82】（1）

　　フックの法則より F〔N〕$/A$〔m²〕$= E$〔Pa〕$× ΔL$〔m〕$/L$〔m〕，よって $E = FL / AΔL$。

　　この式に $F = 8$ N, $L = 1.2$ m, $A = 4×10^{-6}$ m², $ΔL = 1.2×10^{-3}$ Pa を代入して
　　　$E = 2×10^9 = 2$ GPa

【AM 83】（4）

　　c, d 以外だと粘性率が減少する。

【AM 84】（1）

　　20℃とかはどうでもよくて，要するに比熱の大きいものを選べばよい。常温・常圧で液体または固体の物質で最も比熱の大きいのは水である。

【PM 80】（4）

　　質量と時間と仕事量（エネルギー）に向きはない。

【PM 81】（2）

　　"速度に比例する抵抗力" というのを，ダンパ定数を比例定数として式で書けば「力＝ダンパ定数×速度」となる。力の次元は kg·m·s⁻²，速度の次元は m·s⁻¹ であることからダンパ定数の次元を出せる。

【PM 82】（3）

　　動圧は $(1/2)×ρ×v^2$ である。v は流速で本問では 1 m/s。$ρ$ は流体の密度で単位は kg·m⁻³ である。血液の密度は水とほぼ同じとして $ρ = 1\,000$ kg·m⁻³ で計算してみると動圧 ＝ 500 となり，単位は Pa である。最後に Pa を mmHg に変換する。

【PM 83】（2）

　　なるべく太くて流速の早い血管を選ぶ。

【PM 84】（3）

　　20℃，100 g の水を 30℃ とするために必要なエネルギーは $4.2×100×10 =$

4 200 J である。かかった時間は1分間（60秒）だから1秒当りの放出エネルギー（仕事率）は 4 200/60 = 70 W となる。

【PM 85】（3）

（1）誤。ずり速度の SI 単位は 1/s である。

（2）誤。生体軟組織のポアソン比はおよそ 0.5 である。

（4）誤。腱（スジ肉）は筋（普通の赤身肉）より硬い。

（5）誤。

【PM 86】（4）

a．誤。脂肪組織 約 2.5 J·g^{-1}·K^{-1}，筋組織 約 3.8 J·g^{-1}·K^{-1}。

b．誤。熱の産生が多い臓器は骨格筋と肝臓であるが，運動時は筋肉が 80 % となる。

e．誤。生体内部での熱の移動に最も寄与しているのは血流である。

第 33 回（2020 年）

【AM 80】（2）

点 O まわりのモーメントを考えるのだから J を含んだ式は除外してよい。M を分力に分け（右図参照）$F·a = W·b$ とすればよい。

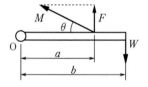

【AM 81】（3）

塑性変形は降伏前にも生じることがあるが，ここは空気を読もう。

【AM 82】（3）

ベルヌーイの定理は理想流体の流線に沿って成立し，その本質はエネルギー保存則である。

【AM 83】（5）

山びこは単に音の反射であり，ドップラー効果とは関係ない。ドップラー効果は音の周波数変化の現象であり，振幅とは関係ない。

【AM 84】（2）

最初は大気圧（760 mmHg）だったものを「150 mmHg に上昇」というのは表現がおかしい。この出題者はゲージ圧と絶対圧の区別がついていない。【AM 81】もそうだが，この試験は出題者のレベルが低い。舐めてかかろう。

さて「150 mmHg に上昇」というのは大気圧（760 mmHg）を 0（基準）として，ということだろう。つまり 760 + 150 = 910 mmHg になったということ

だ。

$PV=nRT$ を使えば

操作前：$760×12=nRT$

操作後：$910×V=nRT$

ここから $V=10$ となる。

【AM 86】（4）

成人男子1日の消費カロリーを2500 kcalとすると1秒当りは約29 cal≒122 J。つまり人体の熱産生は120 W程度である。

黒体とは電磁波（光）を反射しない物体のこと。人体が反射するのは可視光全体のごく一部であり（だから目に見える），それ以外の波長の光はほぼ全部吸収されるため，ほぼ黒体とみなしてよい。

【PM 25】（3）

電荷の単位はC（クーロン）＝A·s。

【PM 80】（5）

質量に向きはない。

【PM 81】（3）

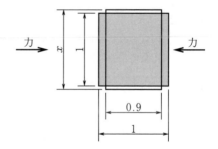

1 m×1 m×1 m＝1 m^3 のサイコロを押して右図のように変形したとする。縦ひずみは $\varepsilon_L=-0.1$。体積変化がないという条件から x を算出し，横ひずみ，ポアソン比を計算する。

変形後の体積は $x^2×0.9$ でこれが1であるから $x=\sqrt{10}/3$。横ひずみは $\varepsilon_D=x-1$。ポアソン比 $\nu=\left|\dfrac{\varepsilon_D}{\varepsilon_L}\right|$。$\sqrt{10}=3.16$ として計算すると $\nu≒0.53$。

【PM 82】（3）

ポアズイユの式そのまま。

【PM 83】（5）

細い血管では血球が血管中心に集まる（集軸（シグマ）効果）。

【PM 84】（1）

一定周波数であるから周期や音色は変わらない。音速，エネルギーも変化し

ない。

【PM 87】　（1）

　　　水の比熱は大きく（1 cal/g·℃），水を多く含む組織の比熱は大きい。脂肪は油であり比熱が小さい。

第34回（2021年）

【AM 49】　（1）

　　　42 Ω，1 A なので電圧は 42 V。電力は 42 V×1 A＝42 W。10秒間では 420 J。水の温度上昇を x℃とすると，4.2（比熱）×100（水の量）×x（温度上昇）＝420。ここから x＝1℃。

【AM 80】　（4）

　　　力＝質量〔kg〕×加速度〔m/s^2〕

【AM 81】　（5）

　　　横ひずみとは力と垂直方向のひずみ。横方向には縮んでいるので，本当は

$$-\frac{D_1-D_2}{D_1}（負の値）になるのが正しい。$$

【AM 82】　（5）

　　　円管の流れのレイノルズ数＝（流体密度×内径×平均流速）/粘性率。

　　　円管の長さは関係ないので a，b は不可。c だとレイノルズ数が 4 倍になる。

【AM 83】　（1）

【AM 84】　（3）

　　　物体を温めると体積が増える。体積膨張率とは 1℃温度が上昇したときの体積変化/元の体積。この物体の元の体積は 1 000 L なので，温度を 1℃上げると，体積変化/1 000＝0.003 6。体積変化＝3.6 L。温度変化が 55℃（＝75℃ −20℃）だと 3.6×55＝198 L。これだけ体積が増えるので暖まった物体の体積は 1 000＋198＝1 198 L。

【AM 86】　（2）

　　　膠原線維（コラーゲン），弾性線維（エラスチン）

【PM 25】　（4）

　　　b．SI には補助単位というものはない。

【PM 44】 （2）

　1気圧（1 atm）≒0.1 MPa である。10 MPa ということは 100 倍に圧縮されているわけで，大気圧に戻すと体積は 100 倍の 350 L になる。これを 5 L/min で流すと 70 分もつ。

【PM 80】 （4）

　逆に考えるとわかりやすい。質量 50 kg の物体を 25 m 動かして秒速 10 m にするときの力を計算すればよい。まず物体を 25 m 動かして秒速 10 m にするときの加速度を出し，それに質量を掛けると力になる。25 m で 10 m/s となるのにかかる時間を t 〔s〕，加速度を α 〔m/s^2〕とすると

　　移動距離〔m〕$= (\alpha \cdot t^2)/2 = 25$
　　スピード〔m/s〕$= \alpha \cdot t = 10$
　　$\therefore\ t = 5$〔s〕, $a = 2$〔m/s^2〕
　　そのときの力は $F = m \cdot \alpha = 50$〔kg〕$\times 2$〔m/s^2〕$= 100$〔N〕

【PM 81】 （3）

　降伏点のこと。

【PM 82】 （1）

$$p + \rho g h + (1/2)\rho v^2 = P$$

【PM 83】 （1）

（1）　音波の振幅は音の大きさに影響する。
（2）　風速や（3）音源と観測者の速度ベクトルのなす角度はドップラー効果に関係するが，その計算は試験に出たことはない。

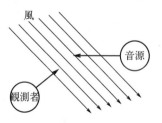

【PM 84】 （2）

　　　$PV = nRT$
　　　前　$P_{前} \times V = nR \times 300$
　　　後　$P_{後} \times V = nR \times 330$
　　　$P_{後}/P_{前} = 1.1$

【PM 86】 （2）

　反射係数とは境界面でどのくらい波が反射するかというもので，0（反射なし）から（全反射）の値をとる。境界の両面の特性音響インピーダンスを Z_1,

Z_2 とすると，振幅で表した反射係数 S は $S = \dfrac{Z_1 - Z_2}{Z_1 + Z_2}$ となる。$Z_1 = 1.7 \times 10^6$，$Z_2 = 1.6 \times 10^6$ を代入して $S = 0.03$ を得る。

第35回（2022年）

【AM 80】（4）

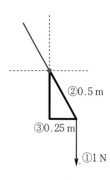

回転モーメントを求めるには力と支点までの距離がわかればよい。

① 力は100 g のおもりによって与えられ，その大きさは $mg = 1\,\mathrm{N}$ である（$g = 10\,\mathrm{m/s^2}$ として計算）。

② 太三角は 30°-60°-90°の直角三角形。棒の長さが1 m なのでここの長さは 0.5 m。

③ するとここの長さは 0.25 m。

回転モーメント = $1\,\mathrm{N} \times 0.25\,\mathrm{m} = 0.25\,\mathrm{N \cdot m}$。

【AM 81】（1）

ヤング率を求めるためには材料を押したり引いたりして変形させればよい。

【AM 82】（2）

完全流体とは粘性0の流体である。レイノルズ数とハーゲン・ポアズイユの計算には粘性が必要になる。

【AM 84】（2）

熱エネルギーを0℃基準で考えればよい。水の比熱を c とすると

$$c \times 1 \times 40 + c \times 2 \times 10 = c \times 3 \times x$$

これを解いて $x = 20$。

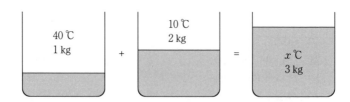

【AM 86】（5）

a. 2 000 Hz の音波はただの音波（音波：20 Hz〜20 kHz，超音波 20 kHz 以上）。

b. 骨を伝わる音速は約 4 080 m/s（表9.1参照）。

【AM 87】　（2）

　　線量当量の単位はシーベルト（Sv＝J／kg）。

【AM 88】　（2）

【PM 80】　（3）

　　角速度　　　　　　　$\omega = v/r$〔rad／s〕
　　加速度　　　　　　　$\alpha = v^2/r = r\omega^2$〔m／s²〕（向きは円心方向）
　　遠心力（向心力）　　$F = mv^2/r = mr\omega^2$〔N〕
　　m が 0.5 倍，ω が 2 倍，r が 0.5 倍になれば $mr\omega^2$ は 1 倍。

【PM 81】　（4）

　　点 E で除負荷すると一点鎖線の軌跡を通って応力 0 となる。点 E は塑性変形領域なので応力が 0 になっても変形は残る（永久ひずみ）。その大きさは OB である。

【PM 82】　（3）

　　「物体を持ち上げるとき，必要となる最小限の力」とは要するに「釣り合う力」ということである。パスカルの原理が適用できる。断面積が 1／4 なので力も 1／4 でよい。B には $mg = 100$ N が加わっているので，A に加える力 F は 25 N である。

【PM 83】　（3）

　　ドップラー効果の式を使えば

$$1\,060 = 1\,000 \times \frac{340 + v_o}{340}$$

　　よって $v_o = 20.4$。

【PM 84】　（4）

　　37℃の物体から放射されるのは赤外線である。

【PM 85】　（5）

　　a．ポアソン比は「横ひずみ／縦ひずみ」である。
　　b．摩擦係数に単位はない（無次元量）。
　　c．せん断だろうとなんだろうと，ひずみと応力が等しいわけないでしょう。

【PM 86】　（1）

索　引

――著者略歴――
1985 年 北海道大学工学部精密工学科卒業
1987 年 北海道大学大学院修士課程修了（精密工学専攻）
 日本電子株式会社入社
1990 年 北海道大学助手
1999 年 博士（工学）（北海道大学）
2007 年 北海道大学大学院助教
 現在に至る

改訂 臨床工学技士のための 機械工学
Mechanical Engineering for Clinical Engineers（Second Edition）
© Ikuya Nishimura 2013, 2022

2013 年 1 月 10 日 初 版第 1 刷発行
2020 年 9 月 30 日 初 版第 4 刷発行
2022 年 9 月 28 日 改訂版第 1 刷発行 ★

検印省略

著 者	西 村 生 哉
発 行 者	株式会社 コ ロ ナ 社
	代 表 者 牛 来 真 也
印 刷 所	萩 原 印 刷 株 式 会 社
製 本 所	有限会社 愛 千 製 本 所

112-0011 東京都文京区千石 4-46-10
発 行 所 株式会社 コ ロ ナ 社
CORONA PUBLISHING CO., LTD.
Tokyo Japan
振替 00140-8-14844・電話（03）3941-3131（代）
ホームページ https://www.coronasha.co.jp

ISBN 978-4-339-07277-8 C3047 Printed in Japan （森岡）